¿Qué nos mueve a comer así?

El vinculo entre la nutrición y salud mental
desde una perspectiva sociocultural

Laura Parada

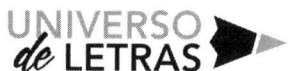

¿Qué nos mueve a comer así?
El vínculo entre la nutrición y salud mental desde una perspectiva sociocultural
Laura Parada

© Laura Parada, 2024
Con la colaboración de Agostina Piro, licenciada en Psicología

Diseño de la cubierta: Equipo de diseño de Universo de Letras
Imagen de cubierta: ©Shutterstock.com

Obra publicada por el sello Universo de Letras
www.universodeletras.com

Primera edición: 2024

ISBN: 9788410265165
ISBN eBook: 9788410265691

*Para mi madre, quien con su amor a
la cocina, me permitió conocer todo lo que
se puede trasmitir a través de ella.*

Prólogo

La nutrición es una ciencia preciosa, que estudia la relación que existe entre los alimentos y la salud, gracias a la cual se aprende a comer de forma saludable para conseguir longevidad con calidad de vida, evitar enfermedades, vernos y sentirnos mejor. Pero esto no queda solo en estas sencillas palabras. Además de tanta teoría con información cambiante, ¿por qué nos cuesta tanto comer de forma saludable?

A lo largo de mi carrera como nutricionista mi percepción de la nutrición fue cambiando. Cuando empecé a estudiar todo era teoría y cálculos, pero cuando salí a la realidad de la consulta, de lo último de lo que hablaba con la mayoría de mis pacientes era respecto a lo que comían. Me encontraba escuchando anécdotas de su infancia y su sobrepeso, de su trabajo y de que no tenían tiempo para dedicarse a sí mismos; de sensaciones de bajo autocontrol e insatisfacción con su imagen corporal, de que los enviaba su médico por sus problemas de salud, o porque era la boda de su hijo y querían lucir bien. ¿Aquí, cómo encajamos los cálculos? De poco sirven y les voy a contar por qué.

Son múltiples los factores que influyen en que consigamos una alimentación saludable. Primero, nuestra relación con la comida desde la infancia, no solo desde las espinacas que no nos gustaban y nos insistían para que las comiésemos, sino también de los recuerdos, los olores, la tarta de la abuela, el asado de los domingos con toda la familia, los gustos de nuestros padres y de cómo nos sentíamos en ese momento. Cuando vamos creciendo hay circunstancias que van dejando una pequeña mella dentro de nosotros, que nos forman y moldean, como nuestra percepción de la imagen corporal, los comentarios de nuestros amigos y de la sociedad en general, la influencia de la televisión, redes sociales, etc.

El concepto de nutrición a lo largo de los años va cambiando constantemente. Hace un tiempo surgieron investigaciones que afirmaban que si comer huevo aumentaba el colesterol, que si la margarina era mejor que la mantequilla y luego, con el correr de los años, se ha demostrado que no era así, surgiendo otros alimentos a demonizar. También, no muy lejos de esto, emergen las enfermedades provocadas por el ultraprocesamiento de los alimentos (diabetes, obesidad, hipertensión, cáncer), con agregado de aditivos como edulcorantes, colorantes, etc. Y no olvidemos los contaminantes del suelo, como pesticidas y metales pesados que se transfieren a los alimentos naturales, pudiendo provocar efectos nocivos para la salud. Todo esto genera desconfianza, la cual muchas veces refuerza el sentido de no esforzarnos un poco más por comer mejor y darlo todo por perdido.

Todos queremos vivir cien años y con la mejor calidad de vida, pero no es tan sencillo como parece. Nuestras emociones e historia previa nos condicionan de una inmensa manera. Estamos en una sociedad donde se acostumbra a la obtención del placer inmediato, en la cual nuestra cabeza va tan rápido que necesitamos más momentos de desconexión y sensaciones placenteras, y muchas veces los encontramos en la comida. Incitados a un consumo constante, al ver satisfechos nuestros deseos en tiempo real a través de compras por internet, como la comida a domicilio, que tan solo con un clic en menos de una hora recibimos en la comodidad de nuestro hogar. Haciendo que de esta manera nos alejemos de las prácticas clásicas de consumo. Debemos dedicarle tiempo a la cocina, que no necesariamente tiene que ser demasiado si nos organizamos, como ir al mercado local en busca de productos frescos de temporada y alejarnos de compras compulsivas, que muchas veces son fruto de una tentadora publicidad o porque se ha hecho muy tarde y no hay nada en casa para cenar. Todas estas circunstancias están desestructurando nuestra forma de comer, haciéndola cada vez más desorganizada, impulsiva y que, sin darnos cuenta, está afectando nuestro bolsillo. Debemos intentar renunciar a este placer inmediato, evitando estos patrones de conducta, organizando nuestra rutina de un modo más saludable para volver a disfrutar de las costumbres clásicas, que llevan un poquito más de tiempo y trabajo, pero nos acercan al propósito, que es conseguir un bienestar físico y mental.

Capítulo 1
Nuestra historia, evolución y consecuencias

Para comenzar a comprender todo esto debemos remontarnos a nuestros orígenes. La alimentación no solo son calorías y nutrientes. Desde una perspectiva antropológica somos seres sociales, bajo una expresión cultural y contextos biológicos que nos determinan.

La alimentación es considerada tanto un acto individual como social y un factor determinante para mantener un buen estado de salud. En los grupos sociales actúa con el fin de mantener un orden, siendo a lo largo de la historia un fenómeno económico, político, social y cultural, que evoluciona y es determinado por todos estos factores, un elemento clave en los procesos de salud y enfermedad.

Actualmente, debido a la globalización, nos enfrentamos a problemáticas como la producción masiva de alimentos, con una disponibilidad excesiva, dominada por el comercio y un paulatino abandono de los patrones alimentarios tradicionales, con un consumo de alimentos desestacionalizados y deslocalizados, que poco a poco nos conduce a la desaparición de patrones alimentarios tradicionales, con sus alimentos tanto regionales como locales. Estamos en una generación donde se cuenta con poco tiempo y se dedican cada vez menos horas a las labores del hogar, como lo es la cocina. Vivimos en la era de la inmediatez, en búsqueda constante de placer inmediato. Observamos una alta predisposición al consumo de alimentos ultraprocesados, altos en grasas saturadas y azúcares refinados, con dietas bajas en fibra, grasas poliinsaturadas, con el agravante del sedentarismo y la disminución de la tasa de actividad en las sociedades urbanas modernas. Pero aun así, con cuerpos diseñados a nivel evolutivo para ahorrar energía, de manera que una mujer de 53 kilos que corriera 2 km apenas gastaría 106 kcal, lo equivalente a comer una manzana chiquita.[1] Contamos con la gran diferencia de que en la actualidad estamos constantemente expuestos a factores que pueden ser altamente oxidativos para nuestro cuerpo, como el estrés, la contaminación, la falta de sueño, el estrés laboral y la escasa actividad física. Esto genera un aumento de la concentración de radicales libres dentro de la célula, ocasionando un fenómeno conocido como estrés oxidativo, haciéndonos más propensos a padecer enfermedades crónico- degenerativas, como diabetes mellitus, enfermedades cardiovasculares o cáncer, entre otras. Para contrarrestar los efectos del estrés oxidativo se requiere un mayor aporte de micronutrientes, con lo cual el consumo de una dieta rica en alimentos con capacidad antioxidante puede utilizarse para prevenir el daño oxidativo. En la actualidad sufrimos la desventaja de que es más difícil adquirir estos nutrientes a través de la dieta moderna, incluso para aquellas personas que basan su alimentación en productos naturales y evitan los ultraprocesados. Según

---

1 Aguirre, P. (2016) *Alimentación humana: el estudio científico de lo obvio.* Salud Colectiva.

estudios actuales, algunos alimentos de origen natural, como frutas y verduras, no tienen tantas vitaminas y nutrientes como 60 o 70 años atrás. Parte del problema radica en los procesos agrícolas modernos, los cuales aumentan el rendimiento de las cosechas, pero afectan a la calidad del suelo, con el uso de una agricultura intensiva y baja rotación de cultivos, que utiliza fertilizantes con cantidades elevadas de nitrógeno, fósforo y potasio, terminando por agotar los micronutrientes del suelo. Este creciente descenso en los niveles de nutrientes también tiene efectos en cadena para los consumidores de carne, porque las vacas, los cerdos y los corderos están siendo alimentados con pastos y granos menos nutritivos que antes, todo lo cual puede poner en peligro nuestra salud.

Lo que comían nuestros abuelos era más sano y con más sabor que lo que comemos hoy. Debido a los cambios en las prácticas agrícolas existe una reducción en la calidad de las características organolépticas de los alimentos. Con esto me refiero a su sabor y textura. Actualmente, si compras un tomate en el supermercado, que fue madurado en cámara frigorífica y almacenado por un tiempo prolongado, notarás su insípido sabor y una textura arenosa poco agradable. Si quieres conseguir frutas y verduras de calidad debes optar por productos orgánicos, de cercanía y con técnicas de cultivo más sostenibles, lo que muchas veces encarece su precio.

Al leer esto no nos debemos desanimar; lo mejor que podemos hacer para nuestra salud es consumir mayor cantidad y variedad de productos frescos, frutas y verduras de todos los colores, de esta manera seguiremos satisfaciendo todas nuestras necesidades nutricionales, porque hablamos de un descenso en la densidad nutritiva, pero no de una pérdida total.

En la era del picoteo

Vivimos en un mundo donde el trabajo humano está siendo sustituido por las tecnologías y en la vida cotidiana se promueve un tipo de ocio más sedentario, como ir al cine o quedar en un bar o café con amigos para desconectar de la vorágine cotidiana. Se destina la actividad física únicamente a deportistas o a los pocos estratos sociales que se la puedan costear y dedicar horas diarias a estos considerados lujos, como gimnasios, clases de baile, tenis, etc., que suelen ser más elitistas.

El sedentarismo constituye uno de los principales problemas de la sociedad actual. La mayoría de las personas pasan gran parte de su día sentados en la oficina, en la universidad o el colegio y al finalizar su jornada utilizan medios de transporte motorizado para desplazarse; ya casi no se va a pie a ningún sitio. Esta conducta es, en ocasiones, justificada por la falta de tiempo y genera que se normalicen los hábitos sedentarios, con el agravante de un predominio del ocio pasivo, vinculado muchas veces a ciertas prácticas de consumo, como una alimentación poco saludable e hipercalórica, acompañada de un uso casi continuo de tecnologías, como son los ordenadores y dispositivos móviles.

Al indagar sobre la salud de mis pacientes, las principales preguntas que suelo hacer se relacionan con su tipo de trabajo, las horas que permanecen sentados, el método de transporte más utilizado y el tiempo destinado a la actividad física, entre otras. Y para mi desazón, lo que la mayoría me suele responder es que trabajan o teletrabajan muchas horas sentados, se mueven a todos sitios en coche y que les gustaría comenzar a realizar deporte una vez comenzado el plan nutricional. Como respuesta a estas inquietudes intento motivarlos a moverse más y les recuerdo que es más beneficioso un modo de vida activo que ser sedentario y acudir una o dos veces por semana al gimnasio. *Si te organizas, puedes ir andando a las actividades más cercanas que tengas, subir escaleras, bajar unas paradas de autobús antes, ir al parque con tu perro o con los niños, moverte por casa, bailar, hacer ejercicios de movilidad o estiramiento cada mañana. Ponte metas que logres sostener al principio. Hay muchas alternativas, solo tienes que empezar y, una vez conseguido esto, puedes plantearte la opción de comenzar a realizar una rutina de deporte más adaptada a tus necesidades.*

Según la OMS (Organización Mundial de la Salud), el sedentarismo es uno de los principales factores de riesgo de mortalidad por enfermedades no transmisibles, pudiendo duplicar el riesgo de padecer enfermedades cardiovasculares, diabetes tipo II u obesidad, aumentando las probabilidades de sufrir hipertensión arterial, osteoporosis y/o cáncer de mama y colon, entre otras afecciones.

Numerosas investigaciones han demostrado que permanecer sentados excesivamente puede incrementar el riesgo de muerte, tanto si se hace ejercicio como si no. Esto me recuerda la frase que dice: *Algo no va bien en una sociedad que va al gimnasio en coche para montar en bici estática* (Bill Nye). Esta realidad está afectando principalmente a los más jóvenes, los cuales son más sedentarios que antes o no realizan actividad física suficiente. Según estudios realizados sobre la población infantil, los niños durante la primera infancia son físicamente más activos, pero a medida que avanzan los años, el descenso en su actividad física es notable. Al igual que en España, donde, conforme aumentan los años, se percibe una menor participación en actividades físico-deportivas. Esto se puede deber a que la mayoría de los niños en sus colegios e institutos cuentan con la materia educación física dentro de sus asignaturas o realizan actividades físicas extracurriculares y, a medida que van creciendo, la frecuencia de las mismas disminuye debido al cambio de sus actividades. Es importante reflexionar en por qué nos tomamos como obligación hacer ejercicio o cuidar de nuestra salud en la adultez. ¿No debería ser fuente de satisfacción y base fundamental para un desarrollo saludable?

A pesar de lo mencionado anteriormente, es importante tener en cuenta que los cambios de hábitos pueden producirse en cualquier momento de nuestras vidas. Si no se ha realizado ejercicio durante la infancia o juventud, o se lleva tiempo en una vida sedentaria, es cierto que habrá más limitaciones a la hora de comenzar, el progreso será más lento, pero nunca es tarde para comenzar hábitos saludables. Está demostrado que, a pesar de la edad, se percibirán igualmente muchos beneficios, con una mejora de la condición física y estado de salud general.

Retomando el modelo alimentario actual, se observan cambios en la forma de comprar, preparar y consumir nuestros alimentos. Estos cambios se ven relacionados con variables económicas como el nivel de ingresos, ya que los alimentos naturales y de calidad están siendo más costosos que tiempo atrás. Las frutas, los vegetales y las carnes están siendo considerados como un privilegio en la cesta de la compra, hasta el punto de que en ciertos casos es más barato comprar un plato preparado y envasado que adquirir ingredientes frescos para elaborarlos en casa y que, además, conlleva tiempo de preparación, haciendo mucho más tentadora la opción fácil. Sin embargo, a largo plazo lo pagaremos con nuestra salud. Estos cambios también se ven reflejados culturalmente con modificaciones en la *comensalidad* debido a la falta de tiempo, el exceso de trabajo o el puro desconocimiento; cambiando lo que comemos, cómo lo comemos, dónde y hasta con quién, también las horas que le dedicamos a la elaboración de alimentos y las horas en que lo realizamos, con un aumento del consumo de comidas preparadas y *fast food*. Podríamos decir que nuestra alimentación moderna está compuesta por productos que casi han perdido su condición de alimentos.

La composición de nuestra dieta ha variado de tal manera que se está perdiendo la percepción de hambre real, con un acceso constante a alimentos y un picoteo casi continuo, consumiendo más calorías de las que podemos quemar, con un aumento del consumo de grasas saturadas, azúcares refinados y aditivos alimentarios, los cuales se vuelven una amenaza para la salud. Debido a la falta de tiempo, falta de organización o tipo de trabajo, es más fácil picar algo entre horas que preparar una comida elaborada, llevando a comer de forma constante, fruto de las múltiples ingestas de escaso valor nutricional, a base de alimentos ultraprocesados con bajo contenido de fibra y proteínas, baja capacidad saciante y que hacen que, a pesar de comer recientemente, al poco tiempo se quiera comer de nuevo, además de sentir menores niveles de energía, una menor estabilidad glucémica y un posible aumento de peso.

La sensación de hambre sería de algún modo primaria y la saciedad, producto de su inhibición. Los patrones culturales modernos están saboteando nuestra capacidad de equilibrar la alimentación para lograr una buena salud y longevidad. Debemos plantearnos cuáles son los causantes del silencio o debilidad de las señales inhibidoras del apetito. Estamos perdiendo la sabiduría de escuchar a nuestro cuerpo, silenciando o debilitando sus señales. No es la evolución cultural en sí la que contribuye a corromper los mecanismos reguladores, sino más bien la crisis de la cultura que atraviesan los países desarrollados, perdiendo los patrones clásicos de *comensalidad*. Vivimos en una época en la que se sufre más estrés que nunca, con un acelerado y muchas veces caótico modo de vida. Por eso debemos reconectar con nosotros mismos, logrando una sintonía de cuerpo y mente, en búsqueda de un bienestar consciente, donde es necesario conocernos, querernos más y buscar alternativas para la gestión del estrés, mitigando la ansiedad ante las exigencias del ritmo de vida actual, con actividades como la práctica de ejercicio. Siempre les digo a mis pacientes: *Busca un deporte que realmente te guste y no lo sentirás como un esfuerzo, sino como un goce; dedícale tiempo suficiente a esta búsqueda, seguro que hallarás uno que se adapte a ti; prueba diferentes actividades de autocuidado, te aseguro que vale la pena, no hay nada más importante que tu salud.*

¿Quién tiene la dieta más saludable?

Una alimentación saludable es aquella que proporciona todos los nutrientes que el cuerpo necesita para mantener el buen funcionamiento del organismo y conservar o restablecer la salud. Pero también debe respetar los gustos, hábitos y la cultura de cada persona, además de las decisiones personales que se decidan tomar respecto a ella.

La dieta omnívora es conocida por ser la más seguida a nivel mundial. Incluye alimentos vegetales y animales, es decir, que se incluyen todos los grupos de alimentos. Si nos referimos a ella como una dieta de estilo mediterráneo, basada en alimentos frescos, evitando el consumo de alcohol y alimentos ultraprocesados, se puede afirmar que es una dieta saludable.

También encontramos las dietas vegetarianas, aunque existen multitudes de variantes. Las más comunes son la ovolactovegetariana y la vegana. La dieta ovolactovegetariana puede incluir huevos, lácteos y miel, mientras que la dieta vegana no incluye ningún alimento ni derivado de origen animal. La última tendencia en este tipo de dietas y que suele ser una forma de transición hacia una dieta basada en plantas (libre de productos de origen animal), es la dieta flexitariana: un tipo de alimentación más respetuoso con el entorno, se podría considerar un «semi-vegetarianismo» o vegetarianismo no estricto, donde la base de la alimentación es una dieta vegetariana con consumo ocasional de productos de origen animal, como la carne, el pescado, los lácteos y los huevos. No hay una regla que defina cuántas veces a la semana se puede consumir carne o sus derivados, pero según las posibilidades de cada persona, se intenta hacerlo en el menor grado de lo posible. Muchos lo reservan para ocasiones especiales, como reuniones familiares, eventos sociales o viajes.

En la actualidad, cada vez más gente decide optar por una alimentación basada en plantas y suele ser por diferentes motivos: religiosos, ideológicos, éticos o de sostenibilidad, aunque en su mayoría coinciden en que es una opción ética por los derechos y el bienestar animal. Por fortuna, se observa una creciente sensibilización social hacia los animales, ya sean domésticos o de granja, teniendo más conciencia de las condiciones de maltrato en las cuales se crían, dentro de jaulas, hacinados y sin contacto con el exterior.

Las dietas vegetarianas, adecuadamente planificadas, incluidas las dietas totalmente vegetarianas o veganas, son saludables y nutricionalmente adecuadas y pueden proporcionar beneficios para la salud en la prevención y en el tratamiento de ciertas enfermedades. Está demostrado que las dietas vegetarianas bien planificadas pueden ser nutricionalmente adecuadas durante el embarazo, la lactancia, la infancia y la adolescencia, al igual que para los atletas. Están asociadas a una menor prevalencia de ciertas enfermedades crónicas, como obesidad, enfermedad cardiovascular, diabetes y cáncer; pero a diferencia de las dietas omnívoras, tienen un menor aporte energético y proteico. Además, según su nivel de restricción, pueden provocar déficit de vitamina B12 y otras vitaminas, como la B1, B2, D, y también hierro, calcio y zinc, entre otros.

La carencia de vitamina B12 es el principal riesgo de los vegetarianos. Se sabe que los alimentos de origen vegetal, salvo los fortificados con cianocobalamina, no contienen cantidades significativas de vitamina B12 o bien no es biológicamente activa; por lo tanto, no son adecuados para mantener las reservas de cobalamina del organismo. Siendo de vital importancia su aporte, existe la creencia de que las algas y ciertos alimentos fermentados la contienen, pero solo se trata de análogos inactivos, que pueden falsear una analítica y entorpecer el metabolismo de la vitamina B12 activa, pudiendo dar resultados incorrectos. Además, las dietas vegetarianas son típicamente ricas en ácido fólico (B9), el cual puede enmascarar los síntomas hematológicos de la deficiencia de vitamina B12, por lo que dicha carencia puede pasar inadvertida hasta que lleguen a manifestarse síntomas neurológicos, con lo cual es importante realizar controles analíticos regulares para evitar este déficit. Los mejores indicadores del estado de vitamina B12 se obtienen midiendo la concentraciones séricas de homocisteína y ácido metilmalónico (MMA).

En toda persona que siga una dieta vegetariana estricta o vegana la suplementación con B12 debe ser obligatoria desde el primer momento. Los ovolactovegetarianos pueden tener suficiente aporte de esta vitamina con el consumo de leche y huevos, pero si no se consumen en la cantidad debida no se llega a cubrir las necesidades, por este motivo es muy recomendable su suplementación para asegurar una correcta cantidad de B12 en nuestro cuerpo y evitar riesgos. Lo mismo sucede con los flexitarianos, que tienen un consumo esporádico de alimentos de origen animal, los cuales también deberían suplementarse.

Hay que remarcar que una alimentación puede ser no adecuada desde el punto de vista nutricional, independientemente de si se consume carne o no. También se puede ser vegano y llevar una alimentación de mala calidad o nutricionalmente pobre, con el agravante de que existen gran cantidad de productos vegetales y sustitutos de carne ultraprocesados que cada vez son más demandados.

Es de suma importancia que toda persona que decida llevar una alimentación basada en plantas (flexitariana, vegetariana o vegana) reciba el apoyo de profesionales de la nutrición que estén actualizados y que los acompañen en todo el proceso de adopción de una dieta bien planificada y con la correcta suplementación con vitamina B12, para evitar cualquier riesgo nutricional.

Según las recomendaciones actuales, una alimentación vegetariana o vegana bien planificada se considera segura en todas las etapas de la vida, sin embargo, algunas asociaciones coinciden en que durante el periodo de lactancia y niñez, donde las necesidades se ven aumentadas por la alta velocidad de crecimiento en el caso de los niños, es aconsejable seguir una dieta omnívora o, al menos, ovo o lactovegetariana. Y en el caso de que se decida seguir una dieta totalmente vegana, se requerirá de un suplemento y monitoreo estricto bajo supervisión de pediatras, en cooperación con especialistas en nutrición debidamente capacitados.

En una dieta vegetariana no deben faltar los siguientes alimentos:

- Frutas y verduras de todos los colores (fuente de fibra y un gran aporte de vitaminas y minerales).
- Legumbres: lentejas, garbanzos, habas, alubias (aportan proteínas vegetales e hidratos de carbono, son fuente de fibra, vitaminas y minerales).
- Frutos secos: nueces, almendras, avellanas, pistachos, anacardos o crema de frutos secos (fuente de grasas saludables, especialmente ácidos grasos mono y poliinsaturados, también proteínas, vitaminas, minerales y fibra).
- Cereales y pseudocereales: arroz, amaranto, trigo sarraceno, quinoa, teff (aportan principalmente hidratos de carbono y fibra).
- Levadura nutricional (aporta gran cantidad de nutrientes, entre ellos aminoácidos esenciales, vitaminas y minerales).
- Semillas: lino, sésamo, girasol y calabaza, tahini (aportan grasas saludables, como omega-3, proteínas, vitaminas y minerales).
- Soja: texturizada y sus derivados, como tofu o tempeh (fuente de proteína completa e isoflavonas).
- Seitán (brinda un elevado aporte proteico).

- Aceite de oliva virgen extra (aporta ácidos grasos monoinsaturados y poliinsaturados).
- Alimentos enriquecidos/fortificados (bebidas de soja o yogures vegetales sin azúcar agregado, enriquecidos con calcio).
- En el caso de ovolactovegetarianos: huevo, leche y quesos (aportan proteínas y vitamina B12).

Si deseas comenzar una alimentación basada en plantas, sea cual sea el motivo, no debes dejar de lado tu salud y debes seguirla con la mayor responsabilidad posible, ya que tu bienestar debe ser lo más importante. Te aconsejo comenzar poco a poco disminuyendo la frecuencia del consumo semanal de los productos de origen animal y sustituyéndolos por otras fuentes vegetales. Hay que tener en cuenta que este tipo de dietas conlleva un mayor uso de ingredientes, tiempo para cocinar y organización. Además, debido a su gran aporte de fibra, suelen ser más difíciles de digerir. En primera instancia, algunas personas que no estén acostumbradas a consumir grandes volúmenes de vegetales pueden manifestar distensión abdominal, gases o malestar gastrointestinal. También debes saber que este tipo de dietas aportan un mayor volumen y dan más saciedad, pudiendo dificultar el consumo de todos los alimentos que se requieren para un correcto aporte nutricional.

Por tal motivo es recomendable un tiempo de adaptación para afianzar conceptos y adaptar nuestro cuerpo a esta nueva forma de alimentación, intentando disfrutar del proceso. No hay por qué sentir culpa o sensación de fracaso si lleva tiempo acomodarse al cambio o si no se cumple estrictamente con una dieta vegetariana. Desde el momento en que se toma conciencia y se decide disminuir el consumo de carne animal, se considera un aporte a favor de los animales o la causa que decidas apoyar. Por mi parte, mi forma de aportar mi granito de arena es incluir en todos los planes de alimentación al menos un menú vegetariano y otro ovolactovegetariano, para que, de este modo, las personas que no han intentado o no tienen interés en seguir una alimentación libre de carne animal, puedan generar conciencia y disminuir su consumo, al apreciar que puede ser sencillo y compatible con su vida, además de sabroso y saludable.

¿La falta de sueño puede enfermarnos?

Existe un vínculo estrecho entre la calidad del sueño y lo que comemos. Esto se debe a que la falta de sueño afecta a las hormonas reguladoras de nuestro apetito, repercutiendo en la forma en que comemos. Una buena calidad del sueño ayuda a mantener un equilibrio saludable entre las hormonas que hacen sentir hambre (grelina) o saciedad (leptina). Cuando no se duerme lo suficiente, la concentración de grelina aumenta y la de leptina disminuye, generando una mayor sensación de apetito, induciendo a una sobreingestión de alimentos que a largo plazo podría acarrear un aumento de peso.

Debido a nuestro ritmo acelerado, con la prisa como estilo de vida, cada vez tenemos más responsabilidades y menos tiempo para nosotros. Incluso cuando nos sentimos desbordados buscamos actividades para sumar a nuestra lista de quehaceres. Pertenecemos a una generación en la que no hacer nada significa perder el tiempo, pero vivir a este ritmo frenético, donde abunda el estrés, tiene sus repercusiones, una de ellas es la calidad del sueño. Al llegar a casa tras un largo día y terminar todas las tareas, no nos apetece dormir, aunque lo necesitemos; buscamos desconectar, tumbarnos en el sofá a mirar la televisión o ver las redes sociales. Terminamos cenando tarde o haciendo deporte en horarios en los que el cuerpo debería estar descansando, yéndonos a la cama cada vez más tarde. Todo esto afecta a nuestra calidad del sueño. Aunque permanezcamos las horas adecuadas en la cama, esto no significa que descansemos bien si no logramos un sueño profundo e ininterrumpido.

El sueño es una necesidad fisiológica que nos permite establecer las funciones físicas y psicológicas esenciales. El insomnio tiene relación con algunos hábitos de vida y su prevalencia aumenta con la edad. Estudios recientes revelan que aproximadamente un 30% de las personas tiene una mala calidad del dormir. Además del estado de alerta que genera el uso de dispositivos móviles, televisión y ordenadores, la exposición continua a la luz artificial suprime la liberación de melatonina, hormona relacionada con el inicio del sueño.

El insomnio repercute en nuestra vida diaria, pudiendo generar estrés, ansiedad, irritabilidad, problemas de concentración y somnolencia durante el día. La falta de sueño puede tener efectos en el sistema inmunitario, aumentando las probabilidades de enfermar tras la exposición a un virus y afectar el tiempo de recuperación al enfermar. Durante el sueño, el sistema inmunitario libera proteínas llamadas citocinas, algunas de las cuales ayudan a promover el sueño. Estas deben aumentar cuando tienes una infección o inflamación o cuando estás estresado. La privación del sueño puede reducir la producción de estas citocinas protectoras. Además, los anticuerpos y las células que combaten infecciones disminuyen durante los períodos en los que no duermes lo suficiente. Por lo tanto, tu cuerpo necesita dormir para combatir enfermedades infecciosas. La falta de sueño a largo plazo también aumenta el riesgo de obesidad, diabetes y enfermedades cardiovasculares.

Nuestro ritmo circadiano es el que dicta los tiempos para las funciones del cuerpo y define ciclos del sueño-vigilia. Durante la vigilia, nuestros órganos deben prepararse para la actividad física, el desgaste energético y el consumo de alimentos. Por eso nuestros órganos y tejidos se activan para la producción de glucosa y de enzimas gástricas, aumentando la secreción de insulina, favoreciendo así la utilización de energía, la digestión y la utilización de nutrientes.

En cambio, durante el sueño se reducen los procesos digestivos y se llevan a cabo procesos de reparación celular y descanso, predominando el ahorro y almacenamiento de energía. También se secreta la hormona melatonina, que además de ser conocida por ser inductora del sueño, posee capacidad antioxidante y de reparación celular, lo que demuestra que las necesidades energéticas podrían variar entre el día y la noche.

La práctica de ejercicio regular mejora la calidad del sueño y reduce la ansiedad. Esto, junto con una adecuada nutrición, es importante en la prevención y tratamiento de los problemas del sueño. Por el contrario, un consumo de alimentos procesados, ricos en azúcares añadidos, con exceso de calorías y cafeína, se asocia a una mala calidad del sueño. A su vez, el consumo de alcohol actúa como depresor del sistema nervioso, generando un efecto de sedación, lo que ayuda a conciliar el sueño más rápido, pero propicia una peor calidad del descanso, con mayor probabilidad de despertares nocturnos.

Está demostrado que las personas que poseen una óptima calidad del sueño muestran una mayor adherencia a un patrón de dieta mediterránea, junto con un menor índice de masa corporal. También la relación que existe entre el triptófano y la melatonina con la inducción y la calidad del sueño. El consumo de triptófano es fundamental, debido a que este aminoácido es precursor de la serotonina y la melatonina, que tienen relación directa con el ciclo del sueño. Diversos estudios demuestran que el consumo de vitaminas del grupo B mejora la calidad del sueño. En cambio, un exceso de cobre y la carencia de minerales como hierro o magnesio se asocian a una peor calidad del sueño, problemas de insomnio y agravamiento del mismo. Por este motivo debemos asegurarnos de seguir una dieta equilibrada, que nos proporcione todos los nutrientes necesarios para los procesos biológicos que favorecen la calidad del sueño, con un consumo diario de frutas y vegetales, incluyendo todos los grupos de alimentos naturales y una correcta hidratación. Además, se debe reducir la ingesta de alimentos ultraprocesados, cafeína y bebidas alcohólicas. Es fundamental poner límites, establecer objetivos y priorizar actividades, no intentar llegar a todo, sino bajar el nivel de exigencia, lo que nos permitirá reducir la ansiedad y el estrés que impiden el buen descanso.

Consejos para dormir mejor:

- Conseguir una correcta exposición solar y contacto con la naturaleza, de al menos 30 minutos al día. Esto se asocia con una mejor calidad del sueño.
- Evitar realizar ejercicio dos a tres horas, como mínimo, antes de dormir.
- Si se realiza ejercicio de fuerza/alta intensidad, mejor sobre las 18:00 horas.
- Si se ha dormido poco la noche anterior, igualmente se recomienda hacer ejercicio.
- Realizar ejercicio restaurativo, como yoga o caminar.
- Practicar meditación, *mindfulness* o yoga Nidra.
- Fomentar el contacto social (hablar con una amiga o realizar actividad colectiva).
- Evitar comer dos a tres horas, como mínimo, antes de dormir.
- Ingerir a lo largo del día una adecuada cantidad de agua, alimentos frescos y ricos en fibra, así como probióticos para mejorar la microbiota intestinal.
- No tomar café después de las 16-17 horas.
- Crear una rutina de sueño con un horario regular (dormir siempre a una misma hora y a una temperatura fresca, evitando la luz y sonidos). Silenciar el teléfono móvil.
- Evitar la exposición a pantallas por la noche (la luz blanca retrasa el pico de la melatonina).
- Realizar actividades relajantes antes de dormir, como leer, escuchar música relajante o un *podcast*.
- No permanecer en la cama despierto. Si no puedes conciliar el sueño luego de veinte minutos, levántate, haz una actividad relajante y luego intenta dormir de nuevo.

Información de calidad vs. tendencias

Hoy en día abundan los nuevos conceptos sobre nutrición. Esto se debe a que es un área de interés general, al ser considerada la esencia de la salud integral, de la cual muchos se aprovechan para obtener beneficios, buscando novedades o tendencias que explotar. Un ejemplo de esto son los denominados superalimentos, un término confuso, usado en estrategias de *marketing* para referirse a ciertos alimentos que aparentemente proporcionan numerosos beneficios a la salud, debido a su alto contenido en determinados nutrientes. Eso no quiere decir que sus propiedades nutricionales no sean ciertas, pero no difieren mucho de las que puedan tener otro tipo de alimentos más comunes.

Entre ellos encontramos las semillas de chía, ricas en ácidos grasos esenciales, como el omega 3, que ayuda a reducir el colesterol y mejorar la salud cardiovascular; la espirulina, rica en proteínas y minerales como hierro, calcio y fósforo; las bayas de goji, que aportan compuestos bioactivos con alto potencial antioxidante, como los carotenoides, o la cúrcuma, que contiene curcumina, de propiedades antioxidantes y antiinflamatorias. Estos alimentos son beneficiosos, pero como cualquier otro alimento vegetal, y no son imprescindibles en nuestra dieta, aunque podemos incluirlos para dar variedad a nuestra alimentación y disfrutar de sus nutrientes. Para conseguir salud de verdad debemos basar nuestra alimentación en gran número de alimentos naturales y no solo en un pequeño grupo que por sí solo no es capaz de mejorar la salud sin un contexto de dieta saludable.

Cuando mis pacientes me preguntan acerca de estos, la opinión que suelo dar es que vale la pena incluirlos si disfrutamos de su sabor, nos sientan bien, se adaptan a nuestro ritmo de vida y podemos asumir el coste. Además, deben ser incluidos dentro de un gran abanico de alimentos.

En la actualidad contamos con la disponibilidad de una gran diversidad de alimentos naturales, como frutas y verduras casi todo el año, sin embargo, seguimos en la búsqueda de nuevos alimentos saludables. Lo que me lleva a pensar: ¿Por qué el ser humano sigue con ese pensamiento arraigado de buscar la fórmula mágica o el camino fácil para lograr su salud y bienestar?, ya sea a través de medicamentos para adelgazar, dietas de moda y hasta la búsqueda de alimentos naturales que tengan más propiedades de las usuales, con un efecto que compensaría todos los malos hábitos alimenticios, cuando en el fondo sabemos que el camino «fácil» no nos llevará al destino que queremos. En cambio, el camino más largo no tiene por qué ser difícil y es el que nos llevará a sentar las bases para conseguir un estilo de vida saludable, que podamos mantener a largo plazo y que nos permitirá conocernos y escucharnos, dando el tiempo necesario para consolidar este nuevo estilo de vida a través de nuestra creatividad y disciplina, adaptándolo y haciéndolo nuestro.

Este siglo se enfrenta a desafíos constantes como, por ejemplo, el cambio climático, que ha reducido la superficie cultivable, o la escasez de agua que afecta la calidad de los cultivos. Por todo esto no debemos seguir en la búsqueda de nuevos alimentos, sino mejorar las condiciones y el acceso a los que ya tenemos, que son la base de nuestra alimentación, cultura, gustos e historia.

Y si tenemos interés en potenciar algún beneficio en particular, será suficiente con indagar cuáles son los nutrientes de los alimentos y encontrar sus homólogos dentro de los alimentos locales y sostenibles, que serán igual de beneficiosos y más económicos.

Debemos aprender a distinguir entre las modas/tendencias y los conceptos que son la base de nuestra salud. Uno de los principales problemas a los cuales nos enfrentamos es la falta de información de calidad sobre alimentación y nutrición desde la infancia, la cual debe ser orientada a facilitar la adopción voluntaria y natural de hábitos alimentarios que fomenten la salud, aprendiendo a disfrutar de ellos, evitando connotaciones negativas, como la restricción, que no tienen buen sabor o que conllevan demasiado esfuerzo. Este conocimiento juega un papel de gran relevancia a la hora de tomar decisiones sobre nuestra salud y en la prevención de los principales problemas crónicos de salud, que son un problema actual para la salud pública.

No existe una regla escrita

La elección del número de comidas que realicemos durante el día es una decisión totalmente personal, que dependerá de cómo se desarrolle nuestro día, horarios, actividad física y cómo intervengan los factores emocionales en nosotros. Sin embargo, en la actualidad se sigue escuchando el antiguo mito de que si no se ingieren numerosas comidas al día nuestro metabolismo se ralentizará y tendremos mayor apetito, con la consecuente pérdida de masa muscular, lo cual es totalmente falso. Nuestro organismo está perfectamente adaptado para no comer durante varias horas. Lo importante es que le aportemos todos los nutrientes y calorías que necesita, ya sea en cinco o en dos comidas diarias. Suelo aconsejar que esta decisión se base en nuestras sensaciones. Si, por ejemplo, nuestro requerimiento nutricional es de 2.000 kcal. al día y decidimos distribuirlas en dos comidas y nos sentimos bien, será los más adecuado. O, por ejemplo, si sentimos que es demasiado volumen para solo dos comidas y nos sentimos pesados, será aconsejable agregar más ingestas. Como también, si hacemos pocas comidas al día y llegamos con mucho apetito a la siguiente comida, será aconsejable agregar una entremedio.

Con el desayuno sucede algo similar. Hay personas que al despertar no tienen apetito enseguida y para ellos sería un gran esfuerzo desayunar, o hay quienes consumen un desayuno de mala calidad. En estos casos es preferible no realizarlo. Por otro lado, existen los casos que optan por realizar ayuno intermitente y aprovecho para destacar que no comer por varias horas puede tener sus beneficios a la salud.

El ayuno intermitente no es una dieta, es un patrón alimentario diario, en el cual se distribuyen las diferentes ingestas del día. Este protocolo limita las horas en las que se puede comer durante un día completo. Consiste en alternar periodos de ingesta con periodos de ayuno. Existen diversos protocolos de ayuno intermitente, pero su base consiste en restringir la ingesta de energía en diversos grados durante un período de tiempo preestablecido. Lo que varía es su duración y la frecuencia de los periodos de ayuno.

Durante el ayuno prolongado, el organismo cambia el uso de glucosa como fuente de combustible por ácidos grasos y cuerpos cetónicos, aumentando la resistencia ante el estrés oxidativo y reduciendo los marcadores de inflamación sistémica asociados a la aterosclerosis. Esto se debe al cambio metabólico que se produce cuando se agotan las reservas de glucógeno en el hígado, aproximadamente a las 12 horas después de haber interrumpido la ingesta de alimentos. Esta variedad de estímulos induce a la autofagia celular, además, genera un efecto antiinflamatorio, como también un aumento de la resistencia al estrés y a la oxidación.

El ayuno intermitente es totalmente compatible con diferentes tipos de dietas, ya sea cetogénica, alta o baja en hidratos, vegetariana, etc.

Pueden existir diferentes protocolos horarios. Los que más se utilizan en los inicios son, por ejemplo, el de 8 horas para comer y ayunar durante las 16 horas restantes; otros son de 6 horas para comer y ayunar por 18 horas, y también de 24 horas de ayuno completo.

Todavía hay personas que siguen pensando, erróneamente, que incluso períodos cortos de ayuno hacen que su metabolismo se ralentice. No solo eso es falso, sino que es justo lo contrario. El cuerpo humano no entra en modo supervivencia tan pronto, tarda días en llegar a esos extremos, si no, nuestros antepasados no hubieran sobrevivido en los momentos de escasez. De hecho, está demostrado que ayunos de corta duración aumentan el metabolismo.

Los beneficios del ayuno intermitente se centran principalmente en la prevención de padecer enfermedades cardiovasculares, neurológicas, funcionales y oncológicas, además de tener efectos de antienvejecimiento.

Es importante aclarar que los beneficios del ayuno antes mencionados se pueden conseguir si son dentro de un marco de una dieta equilibrada, y que muchos de sus beneficios se pueden lograr igualmente con una dieta hipocalórica estándar y con ejercicio regular. Además, no es una estrategia para perder peso, solo se consigue un descenso si se acompaña de una restricción calórica, porque si, igualmente, en la ventana de alimentación se ingiere un exceso de calorías, no perderemos peso.

Algo a tener en cuenta a la hora de comenzar un protocolo de ayuno es evaluar si realmente es compatible con uno mismo. Si al ayunar te cuesta dormir o sufres ansiedad, por ejemplo, no será muy útil. Además, el ayuno debe ser parte de una vida sana, por sí solo sus beneficios se verán opacados. Si tu dieta se basa en alimentos ultraprocesados y eres sedentario, seguramente no notarás ningún beneficio.

Es importante señalar que el ayuno intermitente puede tener efectos secundarios desagradables, pero que normalmente desaparecen en un mes. Se pueden incluir los siguientes: hambre, fatiga, insomnio, náuseas o dolores de cabeza.

El ayuno intermitente es seguro para muchos, pero no para todos.

Es recomendable hablar con tu médico antes de comenzar con cualquier protocolo de ayuno en casos de embarazo, lactancia, niñez, edades muy avanzadas, presencia de cálculos renales, reflujo gastroesofágico, diabetes u otros problemas médicos.

Alimentando el círculo vicioso

Las consecuencias de esta alimentación moderna no terminan aquí. Hemos llegado al punto en que muchas personas se ven forzadas a la abstinencia alimentaria, es decir, a una dieta con restricción calórica, sometiéndose voluntariamente a vivir con hambre, dominándola o suprimiéndola, buscando alternativas que lo hagan más llevadero, como el consumo de drogas supresoras del apetito, sustitutos y sucedáneos alimenticios, alimentos sin calorías, 0%, sin hidratos o con un contenido excesivo de fibra, destinados a acallar ese hambre que se pronuncia a todas horas, como un murmuro constante. Sin nutrirse y reforzando hábitos alimentarios poco saludables, esos hábitos conducirán a largo plazo a comer en exceso y recuperar rápidamente el peso perdido, entrando en un círculo vicioso. También existen los casos de los denominados dietantes crónicos, que son aquellas personas que limitan continuamente su ingesta por el miedo a ganar peso. Se describen dos tipos de dietantes, los que presentan una restricción alimenticia con una baja susceptibilidad a fracasar en ella y los que combinan una restricción alimenticia con una alta susceptibilidad a comer en exceso. En ambos casos se producen estados constantes de ansiedad, siendo esta restricción un factor de riesgo en el desarrollo de trastornos de la alimentación.

El principal objetivo de comer es nutrirnos, obteniendo de los alimentos no solo calorías, sino macronutrientes (hidratos, proteínas, grasas) y micronutrientes (vitaminas, minerales), fundamentales para las funciones vitales de nuestro organismo. Cuando consumimos alimentos light o 0%, este objetivo se deja de lado, porque estos alimentos no aportan demasiado y no cumplen su función, generando más apetito y ansiedad por la comida. En cambio, al comer alimentos naturales nuestro cuerpo se encontrará saciado y habrá una regulación hormonal, lo que evitará pasar hambre y luego comer de más.

Las calorías de los alimentos naturales (no procesados) nos sirven como combustible y contienen macronutrientes necesarios, como las proteínas. Estas cumplen la función de construir y mantener la masa muscular, las grasas para nuestro sistema nervioso y sistema hormonal, e hidratos de carbono como fuente de energía, todas funciones vitales para la correcta homeostasis de nuestro organismo. Además de no nutrirnos, para que estos alimentos light/0% tengan buen sabor y textura, la industria les agrega edulcorantes artificiales, almidones modificados y otros aditivos, los cuales tienen un impacto negativo en la salud digestiva. Es por eso por lo que deberíamos evitar este tipo de alimentos, basando nuestra dieta principalmente en alimentos naturales y, si consumimos alimentos industrializados, que sean lo menos procesados posible, por ejemplo, yogur natural o griego, sin sabores ni agregados, leche entera, quesos naturales, cereales para el desayuno como copos de avena, trigo o espelta, entre otros.

El equilibrio es posible

En numerosas ocasiones suelo notar a mis pacientes interesados por alimentarse mejor, por querer cambiar sus hábitos y cuidar de su salud. Pero encuentro un desafío cuando manifiestan desánimo al considerarlo algo casi imposible de lograr debido a su tipo de trabajo, porque se encuentran con situaciones como poco tiempo para comer, no tener un sitio donde dejar la comida, un comedor de empresa con poca variedad o sitios cercanos para comer poco saludables o muy costosos. También las continuas comidas de negocios, donde sienten que sería una falta de respeto comer diferente o no beber vino, por ejemplo. De esta manera se encuentran descartando la opción de comer saludable durante su jornada y dándolo por perdido. En estas situaciones, lo que intento hacer ver es que debemos dejar de lado el pensamiento de todo o nada e intentar conciliar. Todo cambio, aunque sea pequeño, es positivo y va a sumar a nuestra salud, como, por ejemplo, llevar la comida al trabajo en un termo donde se preserve varias horas, traer de casa algunos ingredientes que nos sirvan para complementar la comida que nos toca, como pueden ser unos huevos cocidos para sumar algo más de proteína, llevar fruta fresca o también reforzar la siguiente comida, si la que hicimos en la oficina fue muy pobre nutricionalmente y, en el caso de las comidas de negocios, elegir dentro de lo posible la opción más saludable, cuidando el tamaño de las porciones. Siempre habrá alternativas que podrán mejorar nuestra alimentación y que se adapten a nuestro estilo de vida para llegar a un equilibrio más saludable. Te aliento a que las busquemos juntos.

Capítulo 2
Emociones y alimentación, un vínculo complejo

En los siguientes capítulos se abordarán temas relativos a la salud mental, los cuales considero de gran relevancia y deben ser explicados por un profesional del área. Por tal motivo se desarrollarán con la colaboración de la licenciada en Psicología Agostina Piro.

Las emociones desempeñan un papel de gran relevancia en la vida, por ello es importante conocer cómo se desarrollan y su repercusión, tanto a nivel personal como social.

Desde el nacimiento contamos con la capacidad de relacionarnos socialmente, pero tal habilidad solo podrá llevarse a cabo si hay alguien a nuestro lado para establecer una relación social, ya que no es posible desarrollarnos en soledad. Precisamos de un sostén emocional en un marco de un vínculo estable con nuestros padres o cuidadores y, aunque no podamos recordarlo, la alimentación fue el primer vehículo a través del cual recibimos nuestro alimento, un alimento afectivo de nuestra madre, que fue fundamental para un crecimiento saludable. Sobre las necesidades corporales se construye el desarrollo posterior en ámbitos como el físico, afectivo y social.

El proceso de alimentar a un niño no solo conlleva suministrarle alimento, sino también darle afecto y arrullarlo en brazos, lo cual ayuda a consolidar el vínculo con su madre. De esta forma se instalan huellas en la memoria que, más adelante, se relacionarán con la comida a nivel inconsciente. El acto de nutrir está totalmente ligado a lo afectivo y si faltase alguno de estos dos componentes repercutirá en la salud física y emocional del niño.

La primera satisfacción que el niño tiene proviene del mundo externo y consiste en ser alimentado, afirma la reconocida psicoanalista infantil Melanie Klein. El alimento material y afectivo se entremezclan desde el principio de nuestra existencia. Luego del parto, lo más aconsejable es que el bebé entre en contacto inmediato, piel con piel, con su madre, ya que lo ayuda a crear el vínculo y sentirse reconfortado por el olor y al percibir los latidos. Este es el momento ideal para iniciar la lactancia, que lo reconforta y será una de sus primeras sensaciones placenteras. En los estudios se ha demostrado que solo una parte de la satisfacción en el bebé deriva del hecho de aliviar su hambre; la otra parte proviene del placer que experimenta el bebé cuando genera una conexión con el otro en el acto de la alimentación.

¿Por qué es tan importante el vínculo en la alimentación? Cómo incorporamos el alimento y nos vinculamos con él tiene que ver, en gran medida, con las emociones que intervienen y por la forma en que nos fue presentada la alimentación en nuestro desarrollo evolutivo. Algunas formas de nutrirnos quedan grabadas en nuestra historia, sin embargo, no son determinantes, ya que existe la posibilidad de modificar y construir modos propios a lo largo de nuestra vida. El vínculo con nuestros padres/cuidadores y las emociones pueden llegar a intervenir en la restricción y/o gustos alimenticios durante todo nuestro desarrollo evolutivo y adultez.

Con la comida también generamos un vínculo que puede ser placentero, displacentero y hasta desagradable. Puede suceder que tengamos diferentes emociones sobre la alimentación en distintos momentos de nuestra vida, que será seguramente influenciada por nuestro contexto.

Con el paso del tiempo, las demostraciones de amor o amistad, junto con otras emociones, se expresan muchas veces ofreciendo o compartiendo algo de comer. Las actividades que rodean a la comida pueden producir placer sin la necesidad de llegar a ingerir un determinado alimento, como puede ser su compra, la preparación o la presentación, así como compartir la comida con amigos, familia o cocinar para tus seres queridos. Las actitudes hacia los alimentos son muy variadas, están compuestas por elementos que se construyen socialmente y se manifiestan al expresar su utilidad o la razón de hacerlo.

La comida puede tener una connotación tanto positiva como negativa, según le queramos otorgar, y eso gravita sobre nosotros. Podemos darle un valor positivo y de bienestar consciente, relacionándola con el encuentro con nuestros seres queridos, la ilusión de nuestros niños, la celebración de estar aquí y poder disfrutarla, el goce de los sabores que tanto nos gustan... O un valor negativo desde la restricción o los excesos. En nuestras manos está lograr un equilibrio.

Pero todo esto no es tan sencillo. En los tiempos que corren se suelen utilizar alimentos placenteros para aliviar emociones displacenteras, que luego pueden provocar una mayor sensación de culpabilidad debido a la percepción moderna de los cánones de belleza y a la presión de los medios de comunicación para encajar en estos estereotipos, generando emociones desagradables, que impactarán de igual medida en nuestra salud emocional.

Hoy en día se otorga poca importancia a la relación que existe entre las emociones y la alimentación, pero se sabe que la alimentación puede influir en las emociones o en nuestros estados de ánimo. Es por eso que es importante poder entender nuestro cuerpo y nuestras emociones para no frustrarnos. Comprender qué es esperable o común y qué es potencialmente riesgoso. El proceso es desde adentro hacia afuera.

Por ejemplo, si comemos algo que no nos nutre bien, podremos experimentar hambre al poco tiempo de habernos alimentado, lo cual nos puede producir emociones de irritabilidad, enojo o culpa (por volver a tener hambre de manera tan repentina).

A su vez, las emociones pueden influir en la alimentación. Por ejemplo: ante una ruptura amorosa donde el principal sentimiento, generalmente, es la tristeza o desazón, se puede utilizar la comida como fuente de placer para aliviar estos incómodos y desagradables sentimientos.

Con cada bocado asumimos consecuencias sobre nuestra salud, pero muchas veces no somos totalmente conscientes de ello o de su repercusión a largo plazo, o incluso estando al tanto de ello, decidimos ignorarlo.

Está más que demostrada la relación que existe entre la nutrición y los procesos cognitivos, así como la interacción entre las emociones y los hábitos alimentarios. Es de vital importancia reconocer la diferencia que hay entre comer por necesidad o comer bajo el impacto de una emoción y conocer las repercusiones de alimentarse de forma emocional, principalmente por los problemas que se generan en la salud, tanto física como mental. Para poder abordar estos estados afectivos de manera saludable es importante conocer la diferencia que hay entre *hambre real o fisiológica* y *hambre emocional*.

Aquí os dejo las principales diferencias:

Hambre real: aparece poco a poco, no es selectiva, nos da lo mismo qué comer, se sacia con cualquier alimento, se deja de comer al estar saciado y es una necesidad física.

Hambre emocional: aparece de repente, es de algo en concreto, la saciedad no aparece, se sigue comiendo a pesar de sentirse lleno, está asociada a las emociones.

No debes dejar a tus emociones de lado. En caso de que alguna conducta en relación a la alimentación te genere malestar, no dudes en consultar con un profesional de la salud o de la salud mental.

En la era del estrés

Según la OMS, el estrés es considerado como un estado de preocupación o tensión mental generado por una situación difícil. Todas las personas experimentamos un cierto grado de estrés, ya que se trata de una respuesta natural a las amenazas y a otros estímulos. Lo que afecta a nuestro bienestar emocional es la forma en que reaccionamos ante el estrés.

En la actualidad escuchamos hablar de la era en la que no existe tiempo para nada, en búsqueda constante del placer inmediato y en la cual lo que queremos debemos obtenerlo ya, sin esperas y sin darle tiempo a los procesos que son necesarios. Estas conductas corresponden a lo que es llamado ansiedad. Esta es una palabra muy común y nombrada constantemente en todas partes, sin embargo, es necesario volver a sus orígenes, a su definición, para poder comprender mejor lo que nos pasa. La ansiedad es considerada una emoción que todas las personas experimentan. Funciona de acuerdo a procesos adaptativos, es decir, son reacciones que actúan como defensa, con el fin de lograr la supervivencia de las personas. Es la respuesta a un estímulo considerado por la mente como «peligroso». Generalmente se manifiesta como un estado de agitación, de inquietud parecida a la que se produce ante el miedo. Esta emoción genera sensaciones corporales como tensión, nerviosismo, malestar, preocupación, aprensión e incluso puede llegar a sentimientos de pánico. Asimismo, produce dificultad para el mantenimiento de la atención y la concentración. De acuerdo con el nivel de intensidad en que se manifieste y cumpliendo ciertos criterios diagnósticos, puede ser considerada como un «trastorno de ansiedad», que debe ser evaluado y tratado por un profesional de la salud mental.

Durante la pandemia de la COVID-19 hemos experimentado estos dos estados, pero con una intensidad aún más elevada.

En esa época tuvimos que acomodarnos y adaptarnos a un estilo de vida totalmente diferente al que estábamos acostumbrados. Nuestras rutinas se vieron modificadas y surgieron limitaciones en relación con la vida social y familiar (confinamiento). El temor era una emoción recurrente, por el miedo a contagiarse o contagiar a los demás (principalmente familiares o personas significativas y mayores de edad). Nuestra salud mental se vio afectada en esa época, al igual que la alimentación, pues había escasez de ciertos alimentos o se hacía acopio de otros por miedo a que faltasen. En ese momento todos nos convertimos en chefs profesionales para ocupar nuestra mente y alejar ese miedo que nos perseguía a todas horas en forma de ansiedad. También muchos hacían actividad física en casa y comenzaron a preocuparse más por cuidar de su salud. Es verdad que esta actitud fue impulsada por el miedo, pero sin duda esta etapa nos permitió reforzar y poner en práctica nuestra resiliencia. Este término se define como la capacidad de adaptarse de manera adecuada a la adversidad, a un trauma, tragedia o amenaza, entre otros, experimentando las emociones y siguiendo funcionando tanto a nivel físico como psicológico. Sin duda, pudimos adquirir y obtener este recurso para futuras situaciones de estrés.

Los cambios en el estado psicológico, emocional y afectivo influyen sobre el modo en que nos alimentamos, tanto en la cantidad como en la calidad de los alimentos que escogemos. Una mala regulación de las emociones puede provocar variaciones en el peso corporal, tanto por comer muy poco como en exceso. Las emociones en sí mismas no pueden ser responsables de la forma en que comemos, la verdadera causa corresponde más bien a la forma en que afrontamos estas emociones, el modo de gestionarlas, identificarlas o comunicarlas.

También hay casos en que sí se logra identificar y reconocer a las emociones y se sabe muy bien lo que estas representan, pero que estén ahí no quiere decir que se sepa bien qué hacer con ellas, por lo que en muchos casos se utiliza la comida para aliviarlas. Estas situaciones son más usuales de lo que pensamos y lo mismo sucede frente a momentos de estrés; no todo el mundo responde de igual manera a ellos. Hay personas que, cuando están estresadas y/o ansiosas, comen en mayor cantidad o consumen más alimentos considerados placenteros, altos en azúcares y calorías; otras, por el contrario, pierden por completo el apetito, estando tan enfocadas en sus tareas o tomadas por la intensidad de una emoción, que su cuerpo pasa por alto las señales de hambre o las inhibe. Finalmente, hay otras que no sufren modificaciones en la forma en la que comen.

Todo esto podría estar justificado por nuestro sistema endocrino, debido a que bajo situaciones estresantes aumenta la liberación de cortisol (la famosa hormona del estrés), pudiendo incrementar el apetito y la ingesta de alimentos, sobre todo de alimentos altamente palatables, como los altos en grasas y azúcares.

Durante un periodo de estrés crónico o de larga duración (como estrés laboral o conflictos económicos), junto con la elevación de cortisol existe también un aumento de los niveles circulantes de la hormona ghrelina (conocida como la hormona del hambre), lo cual desencadena una mayor sensación de hambre y con ello un mayor consumo de alimentos. Las personas que llevan dietas muy restrictivas por periodos prolongados suelen ser más propensas a comer por estrés o ansiedad y esto podría ser debido al estrés crónico que estas dietas generan en nuestro cuerpo.

También durante el estrés agudo (como puede ser una pelea con tu pareja o la muerte repentina de un ser querido) lo más común es experimentar la inhibición del apetito, debido a la etapa de alerta que se está atravesando. Esto es causado por el aumento de los niveles de cortisol plasmático, que promueve la liberación de insulina por el páncreas, donde esta, a través del torrente sanguíneo y posterior ingreso al sistema nervioso central, entrega una señal periférica de saciedad, provocando un considerable efecto anorexígeno.

La respuesta al estrés también podría llegar a ser aprendida, por ejemplo, si has crecido en un entorno donde recurrieron constantemente a la comida para aliviar situaciones de ansiedad, seguramente serás más propenso a repetir ese patrón de conducta. Utilizar la comida para afrontar el estrés puede afectar a nuestra salud, al crear un círculo vicioso mediante el consumo de alimentos dulces, como helados, chocolates y bollería, los cuales elevan los niveles de serotonina y dopamina, neurotransmisores que provocan sensación de bienestar. Los seres humanos contamos con un sistema cerebral de recompensa encargado de mediar en la sensación de placer en el organismo, con base en la realización de determinadas conductas, asegurando de este modo la repetición de las mismas. La producción y liberación de dopamina cobra especial importancia en la motivación para ejercer una determinada conducta y su repetición, como por ejemplo, al consumir alimentos apetitosos o altamente palatables, cuyo consumo continuo tendría importantes repercusiones en nuestra salud. Debido a que los alimentos con elevada densidad energética, altos en grasas y azúcares, son poderosos disruptores de los procesos de regulación del apetito, su consumo continuo daría lugar a una elevación del umbral de activación del sistema de recompensa, favoreciendo una mayor ingesta de este tipo de alimentos poco saludables, así como una conducta compulsiva a la hora de comer. Este uso de los alimentos para calmar sensaciones de malestar puede ser funcional en esos momentos, sin embargo, puede ser contraproducente para nuestra salud si tomamos esa conducta como habitual. Queremos transmitirles que existen otras formas de regular las emociones y no solamente a través de la comida. En los próximos capítulos detallaremos más en profundidad el tema de la educación emocional, explicando estrategias para afrontar las emociones.

Hablemos de nuestras emociones

Para poder abordar el hambre condicionada por un estado de ánimo, es necesario conocer los factores emocionales que intervienen en la alimentación. Para reforzar los hábitos saludables que permitan una alimentación y relación sana con la comida, es necesario buscar ayuda de profesionales de la salud mental y la nutrición para conseguir un adecuado manejo de las emociones. En estos casos, promover la inteligencia emocional será de vital importancia para conseguir este objetivo.

Para empezar, es fundamental entender que somos un organismo compuesto por cuerpo y mente, por lo cual, pensar en estos dos términos por separado sería en vano. Las emociones, las conductas y el cuerpo están en constante conexión.

¿Qué son las emociones? Son estados afectivos que tienen un inicio, una duración y un final. Es decir, duran un tiempo determinado. Son universales y están al servicio de la supervivencia. Todas las personas tenemos emociones, las más conocidas son alegría, angustia, miedo, enojo, sorpresa, ansiedad, etc.

Además, impactan tanto en la mente como en el cuerpo. Son la respuesta ante un estímulo interno (proveniente del interior de nuestro cuerpo, como los pensamientos o las sensaciones) o externo (proveniente del mundo exterior a nuestro organismo), provocando en muchas ocasiones modificaciones en nuestro cuerpo que están influenciadas por una evaluación que hacemos de una experiencia. En estos casos, las emociones van acompañadas de vivencias corporales, como cuando sentimos taquicardia, falta de aire, dolor de estómago, etc.

Algunas emociones pueden producir placer y otras, en cambio, lo contrario. Es importante entender que estos estados afectivos no son buenos ni malos, sino que vienen a decirnos algo. Saber registrarlos y aceptarlos nos permitirá comprendernos mejor y poder actuar con los recursos necesarios para gestionarlos de la mejor manera posible. Las herramientas se construyen de acuerdo a cada persona en particular. Y si las utilizadas no son funcionales o generan malestar, es posible abordarlo dentro de una psicoterapia, construyendo diferentes recursos para afrontar los conflictos de la manera más adecuada a cada persona.

Es esencial conocer las emociones para poder entender mejor nuestras conductas y pensamientos. Esta información nos va a aportar mayor conocimiento respecto a nuestro mundo interior. Es tarea de la inteligencia emocional poder reconocer las emociones, percibirlas, entenderlas y actuar en consecuencia para regularlas. Algunos autores la definen como la capacidad de identificar, comprender y manejar las emociones en uno mismo y en los demás. Es un proceso psicológico que se puede desarrollar a través de la práctica y el aprendizaje.

La educación emocional es parte de la prevención en salud mental. Es fundamental que este tema se encuentre presente en el desarrollo de toda persona. La inteligencia emocional consiste en registrar la emoción, entender de dónde viene, qué nos está queriendo decir y aprender de ella para generar un cambio en la conducta. Parte de esta tarea es tolerar la emoción, para ello es importante tener en cuenta que tiene un principio y un final, no es algo constante ni permanente. Todo pasa, nada es estático, todo está en constante movimiento.

En el libro *Educar las emociones* se plantea que la inteligencia emocional se compone de tres elementos:

1. Percibir: reconocer de forma consciente nuestras emociones e identificar qué sentimos y ser capaces de darle una etiqueta verbal.

2. Comprender: integrar lo que sentimos dentro de nuestro pensamiento y saber considerar la complejidad de los cambios emocionales.
3. Regular: dirigir y manejar las emociones de forma eficaz.

En el mismo libro se explican algunas estrategias que se pueden considerar para el manejo de las emociones:

- La respiración: los ejercicios de respiración han demostrado ser útiles en la reducción de la ansiedad, la irritabilidad, la tensión muscular y la ira. La respiración nos proporciona una mejor oxigenación, optimizando la vida. Cuanto más oxigenado tengamos el cerebro, más claros, más lúcidos y más eficaces seremos. Es una técnica que nos permite hacer una pausa para cambiar el estado en el que nos encontramos. Una respiración consciente nos transmite tranquilidad y relajación. Estos ejercicios estimulan la respiración abdominal y ayudan a relajar la mente. Es importante no confundir esta respiración pausada y profunda con la hiperventilación (respiraciones cortas y aceleradas, que pueden ser muy perjudiciales para nuestra salud).
- La relajación: es un estado del cuerpo y de la mente que se alcanza de forma progresiva, contribuye a reposar los músculos, libera tensiones y logra mayores niveles de concentración. Está relacionada con la respiración. Ayuda a dirigir la atención hacia otro sitio. Generalmente, cuando se tiende a relajar es porque estamos tensionados corporalmente.
- La visualización: es una técnica muy útil para conseguir un mayor control de la mente, las emociones y el cuerpo, así como para efectuar cambios deseados en la conducta. Consiste en concentrarse en imágenes mentales. Se buscan en la memoria recuerdos positivos o pueden llegar a formarse

imágenes mentales con la imaginación. Uno de los fundamentos de la visualización es la posibilidad de modificar el estado de ánimo, imaginando una escena, un objeto o una imagen que contrarrestará una situación displacentera. También nos ayuda a aumentar nuestra capacidad de concentración y a mantener el foco donde queramos.

- El mindfulness: es una práctica también conocida como atención plena. Consiste en prestar atención de manera intencional al momento presente sin juzgar, con el objetivo de lograr una relajación mental y corporal. Va acompañado de la respiración y la relajación.

- Poner en palabras: desde mi experiencia como psicóloga clínica me gustaría considerar otro recurso, que consiste en hablar de lo que nos pasa en esos momentos. Consiste en expresar lo que sentimos, las emociones que tenemos, el contexto y la situación que nos atraviesa y que nos genera ese malestar, como sucede en una psicoterapia, donde solemos expresar lo que sentimos poniendo en palabras lo que vivimos.

Poner en palabras genera una sensación de alivio, porque le colocamos nombre a lo que nos pasa en la mente (pensamientos) y en el cuerpo (vivencias). El lenguaje articula experiencias y le da voz a lo que sentimos en el cuerpo.

Podemos poner en palabras a través de un lápiz y un papel, escribiendo lo que nos pasa. El lenguaje no es únicamente verbal.

No es casual que la alimentación y el lenguaje (poner en palabras, hablar de lo que sentimos y lo que nos pasa) estén íntimamente relacionados con el órgano de la boca. Cuando comemos atravesados por una emoción (hambre emocional), nos llenamos de alimento porque tal vez no podemos poner en palabras eso que nos pasa. Cómo hayamos atravesado la etapa oral de nuestro desarrollo (que profundizaremos en los próximos capítulos) nos brindará información para comprender mejor cómo nos comportamos hoy día en relación a la alimentación y el lenguaje.

Consideramos que es importante conocer sobre estas estrategias, sin embargo, es recomendable ponerlas en práctica y poder construir recursos propios que resultarán de mayor funcionalidad.

Para poder generar estrategias de afrontamiento apropiadas se recomienda el autoconocimiento a través de la propia reflexión, para identificar las emociones que experimentamos.

Algunos ejemplos para reflexionar:

Si los momentos de las comidas nos generan ansiedad, podemos optar por probar algunas de las estrategias explicadas previamente. Sería de gran importancia poder agregar algo personal a esta experiencia, o bien que las técnicas sirvan como disparador para construir herramientas propias.

Como fue mencionado previamente, cuando nos alimentamos es importante que logremos un estado de relajación y tranquilidad. Muchas veces comemos atravesados por una emoción intensa por alguna situación que vivimos (ansiedad, irritabilidad, enojo, angustia, etc.) y nos puede sentar mal la comida. Es por ello que tomarnos unos minutos antes de comer para poder modificar esa emoción a través de estrategias nos servirá para tener una mejor incorporación de los alimentos. No olvidemos que ser compasivos con nosotros mismos nos permitirá bajar las expectativas propias. Algunas veces lo haremos sin dificultad y otras veces nos costará más, pero aceptar lo conseguido en cada momento será un logro adquirido.

Anteriormente explicamos la diferencia entre el hambre real y el hambre emocional. Cuando comemos atravesados por alguna emoción (hambre emocional) no buscamos nutrirnos, sino que intentamos llenar una necesidad que tiene que ver con una sensación displacentera; comemos para aliviar una emoción que nos resulta incómoda. De esta manera logramos anestesiar esa vivencia, en el mejor de los casos. El ejemplo más común es comer por ansiedad. Cuando comemos por ansiedad nunca nos sentimos satisfechos del todo. En estos casos se pueden aplicar las estrategias planteadas, pero antes hay que lograr identificar la emoción y registrarla para aplicar un recurso. Podemos preguntarnos qué estábamos pensando o sintiendo en esos momentos o si sucedió algún acontecimiento que nos haya generado ansiedad, registrando con más detalle qué estaba pasando en el momento en que apareció el hambre emocional. En cuanto registremos la situación y la emoción, podremos poner en práctica alguna técnica y enfocar la atención en otro lado. Servirá también como recurso poner en palabras lo que sentimos con otra persona para así reflexionar sobre lo ocurrido.

Es importante mencionar que estas estrategias son solamente un modo de brindar información, no reemplazan una psicoterapia. Ante la necesidad, no dude en realizar una consulta con un profesional de la salud mental.

Teniendo en cuenta toda esta información, podremos posicionarnos de una manera diferente ante el acto de comer. Por ello es fundamental el conocimiento tanto científico como de nuestro propio cuerpo. Escuchar nuestro cuerpo y mente es un ejercicio que se aprende y se pone en práctica; únicamente depende de nosotros.

Mente y alimentación están relacionadas, por eso es de gran importancia abordar el problema en conjunto. Poder comprender esta interrelación nos permitirá mejorar nuestra calidad de vida y nuestro vínculo con la alimentación.

La importancia de vivir el momento presente

Muchas veces solemos comer mientras trabajamos frente al ordenador, mirando la tele o atentos al móvil y de repente nos damos cuenta de que hemos terminado el plato por completo. También nos suele ocurrir que comemos tan solo porque es la hora de la comida, sin tener apetito alguno, y aun así terminar comiendo en demasía. Comemos de forma emocional o seguimos comiendo a pesar de la saciedad. Estos hábitos tan usuales pueden repercutir en nuestra salud a diferentes niveles.

En el área de la nutrición se puede trabajar con una «alimentación consciente o *mindful eating*», que permita ejecutar una correcta toma de decisiones a la hora de ingerir alimentos. La alimentación consciente sirve como herramienta práctica para controlar el impulso emocional, que en varias ocasiones nos lleva a devorar una cantidad exagerada de alimentos poco saludables, como los ultraprocesados, cargados de azúcares o grasas saturadas, cuyo consumo en exceso puede traer daños a la salud a mediano o largo plazo.

La alimentación consciente se centra en utilizar técnicas de atención plena a la alimentación. Para poder lograrlo debemos aprender a detectar nuestras emociones, a centrar los pensamientos y sensaciones en el acto de comer, evitando las distracciones y disfrutando plenamente de la comida. De este modo atendemos a nuestras sensaciones fisiológicas y emocionales, aprendiendo a percibir las señales de hambre y saciedad. Es recomendable una actitud curiosa hacia los pensamientos, sensaciones físicas y emociones que se van manifestando durante el acto de comer y que pueden estar influyendo en la forma en que lo hacemos, ya sea en la elección de alimentos, sus cantidades y por qué lo hacemos. Debemos intentar hacerlo sin juzgarnos, con un enfoque consciente, experimentando cada momento, sin preocuparnos por restringir la ingesta o siendo impulsados por los resultados. El principal beneficio de comer de forma consciente no es perder peso, sin embargo, es muy probable que se reduzca el exceso de peso y se mantenga el mismo con el uso habitual de esta práctica a largo plazo, ya que favorece la ingesta adecuada y nos enseña a disfrutar de la comida.

Las estrategias principales de la alimentación consciente son:

- Lograr diferenciar nuestras emociones (hambre real y hambre emocional): detectar si comemos por hambre, por aburrimiento, tristeza, etc.
- Conseguir una atención plena: evitar distracciones mientras comemos, como la televisión, los teléfonos móviles, etc. Cuando comemos solo nos enfocamos en eso.
- Dedicar el tiempo necesario: comer con tranquilidad, sentados, evitando comer deprisa. De este modo se reciben mejor las señales de saciedad.
- Masticar despacio y con pequeños bocados, disfrutando del proceso.
- Comer de forma consciente, utilizando todos tus sentidos, para así disfrutar de los sabores, texturas y olores.
- Servirse una porción justa: muchas veces, al cargar el plato en demasía, se come de más por el solo hecho de que la comida está ahí.
- Comer hasta la saciedad: si tienes duda de cuándo estás saciado y consideras que has consumido la porción adecuada, haz una pausa escuchando a tu cuerpo. Muchas veces la sensación de saciedad tarda un poco en percibirse.
- Elegir alimentos naturales y sin procesar: además de ser saludables, otorgan más variedad, texturas, olores y colores que los alimentos procesados.

Aún somos más complejos

Sí queremos ahondar un poquito más profundo en nuestro cuerpo y considerar otros factores no menos importantes, que también tienen repercusión en nuestras emociones, podemos hablar de las numerosas investigaciones que hay sobre las influencias recíprocas entre la mente y los sistemas inmunitario, endocrino y nervioso.

La psiconeuroinmunología (PNI) es la disciplina que se dedica a investigar las influencias recíprocas entre la mente y los sistemas inmunitario, endocrino y nervioso. Según las investigaciones realizadas, el sistema inmunitario está conectado con el cerebro emocional, por eso las personas que gozan de estabilidad emocional o que reciben apoyo emocional suelen estar en mejores condiciones para prevenir o superar ciertas enfermedades.

La comunicación entre las emociones, la bioquímica cerebral y el sistema inmunitario se produce a través de mensajeros químicos, como neurotransmisores, hormonas, péptidos o citoquinas, donde el ecosistema microbiano del intestino (microbiota intestinal) ejerce un papel de gran relevancia. La microbiota hace referencia a una comunidad compleja de 100 trillones de microbios (más de 10 veces el número de células del organismo) con un genoma cuyo tamaño es de 100 a 150 veces mayor que el del genoma humano. Incluye especies nativas, que colonizan permanentemente el tracto gastrointestinal, y una serie variable de microorganismos vivos, que se encuentran transitoriamente en el tubo digestivo. Las bacterias nativas se adquieren al nacer, durante el parto y el primer año de vida, mientras que las bacterias en tránsito se adquieren continuamente, a través de los alimentos, bebidas u otras fuentes.

La microbiota intestinal juega un rol esencial en el desarrollo del sistema inmunitario y es necesaria para conseguir la homeostasis de todos los sistemas del cuerpo. Los cambios o desequilibrios en su composición se asocian a numerosas enfermedades, entre ellas enfermedades neuropsiquiátricas.

Los metabolitos que se generan en el intestino a partir de la dieta configuran señales neurales y endocrinas que influyen en órganos y tejidos distantes. Es así como la microbiota contribuye a múltiples funciones, como la regulación del gasto energético, el apetito y el metabolismo de la glucosa, así como también otras que dependen del sistema nervioso, entre ellas las funciones cognitivas, el estado de ánimo y el comportamiento, conformando un eje microbiota-intestino-cerebro.

La calidad de nuestra dieta y el tipo de nutrientes que consumimos van a definir la composición de la microbiota y su metabolismo. El consumo de alcohol altera su composición y función, afectando también a la barrera intestinal. Actualmente, para el tratamiento de enfermedades digestivas y extradigestivas se están utilizando como modalidad terapéutica alternativas para la modulación de la microbiota, tales como cambios en la dieta, incorporando alimentos probióticos que contienen microorganismos vivos, que permanecen activos en el intestino, pudiendo mejorar la composición de las bacterias benéficas para nuestro cuerpo; más alimentos prebióticos, generalmente altos en fibra, que actúan como nutrientes para la microbiota, con el objetivo de mejorar el equilibrio de estos microorganismos.

Los probióticos se encuentran en alimentos tales como yogur, kéfir, kimchi, kombucha y miso. Y los prebióticos en granos integrales, frutas, verduras y legumbres. También se está trabajando exitosamente con la administración de probióticos en suplementos, los cuales contienen una amplia variedad de microorganismos diferentes y en distintas cantidades. Por este motivo es necesario contar con el asesoramiento de un profesional de la salud cualificado para determinar cuál es el adecuado y si hay alguna contraindicación en su administración.

Capítulo 3
Desarrollo evolutivo y conducta alimentaria

Con la colaboración de la licenciada en Psicología Agostina Piro

En la alimentación intervienen numerosos factores, de los cuales a veces no tomamos verdadera conciencia. No olvidemos que somos seres atravesados por el contexto, lo social o nuestra historia previa (infantil), entre otros. Por lo tanto, se puede decir que en el acto de comer actúan diversos elementos a la vez (sociales, vinculares, familiares, contextuales, emocionales, biológicos, etc.). Estamos necesariamente influenciados por los alimentos de nuestra infancia y lo que fuimos construyendo a lo largo de nuestra vida. Nuestra conducta alimentaria se ve interferida por múltiples factores y uno de los que quiero destacar es el rol que ejerce la familia y su fuerte influencia desde edades tempranas, lo cual repercutirá en el desarrollo físico, intelectual, emocional y social del niño.

Donde todo empieza:
parentalidad actual

Durante la maternidad y de hecho mucho antes, ya en el embarazo, se juega el papel de nuestra propia infancia y el vínculo con nuestros padres o cuidadores. Los modos de alimentación que tenemos hoy están influenciados por lo que hemos vivido en nuestro pasado, así como las formas en que ofrecemos el alimento materno (lactancia materna o biberón) y cómo es presentada la nutrición desde la paternidad.

El acto de nutrición no es únicamente realizado por las madres, si bien es verdad que ellas cumplen un papel fundamental en los primeros años de vida del bebé. Sin embargo, es importante destacar la función del padre u otra madre en parejas del mismo sexo o cuidador/a. La pareja tiene la función de sostener y acompañar a la madre, por una parte y, por otra, ser partícipe de la alimentación del niño, pudiendo proporcionarle la nutrición con un biberón, por ejemplo.

La crianza es una tarea en conjunto, no exclusivamente se limita a las posibilidades físicas de cada persona (solo da de nutrir la madre porque aporta la leche). Es decir, es un rol el que se cumple, no necesariamente tiene que ver con el género o la fisiología de cada ser humano. Muchas personas deciden ser padres/madres solteros/as o, incluso, se pueden observar estas funciones en parejas homosexuales, entre otros casos. Por otro lado, muchas madres no pueden amamantar y algunas deciden no hacerlo por cuestiones personales. Todo es válido cuando es pensado, reflexionado y tiene un sentido que aporte al bienestar tanto físico como mental del niño y de su familia.

Durante el embarazo, la prioridad de una madre consiste en cuidar de su salud para poder asegurar el correcto desarrollo de su bebé. Según mi experiencia como madre y en consulta de nutrición, pude apreciar que es una etapa muy bonita, donde se despiertan gran cantidad de sentimientos y emociones, los cuales muchas veces pueden desbordarnos, pero en su mayoría nos motivan a generar cambios, ya sea al no repetir patrones o al intentar ser una mejor versión de nosotros mismos. Todo esto con un objetivo: buscar lo mejor para nuestros hijos.

Respecto a la nutrición en esta etapa, las madres encuentran una motivación diferente para cuidar de su alimentación. Se han presentado en mi consulta mujeres que nunca se habían interesado por sus hábitos alimentarios, pero en este momento en particular deciden hacerlo, ya sea para mejorar su fertilidad en busca de un embarazo, para afrontarlo de la mejor manera o para acercarse a un parto lo más exitoso posible. Realizar mi trabajo durante estas circunstancias me es muy gratificante, porque se pueden conseguir grandes resultados con cuidados en la alimentación, además de sentar las bases para una correcta nutrición a lo largo de la vida. La maternidad/paternidad sigue siendo una gran motivación para continuar cuidándonos; la labor parental no es fácil, se requiere de un buen estado de salud para poder desempeñarla. Uno de los retos que afrontamos como padres es cuidar de nosotros mismos, a la vez que cuidamos de nuestros hijos. No debemos considerarlo una acto egoísta, todo lo contrario. Es cierto que en la vida actual, en la que hacemos malabares para llegar a cumplir con todas las tareas pendientes, acompañados de un sentimiento constante de falta de tiempo, dedicar un momento a nuestro autocuidado nos puede hacer sentir que se lo restamos a nuestros hijos. Como padres, debemos encontrar la forma de atender nuestras propias necesidades, ya sean mentales o físicas, de este modo seremos capaces de brindar el apoyo que nuestros hijos precisan para su correcto desarrollo y responder a sus necesidades del mejor modo.

Un equilibrio es posible, sin embargo, puede resultar difícil cuando observamos que no es algo constante. Los continuos desafíos que conlleva la parentalidad, como son el cansancio, conciliar con nuestra pareja y la falta de tiempo para llegar a todo, pueden afectar a nuestro estado emocional y generar un persistente nivel de estrés, el cual repercute en nuestra salud, tanto física como mental. Una de las exigencias que observamos en madres, padres y embarazadas surge del saber que los bebés ya sienten y perciben mucho desde el vientre materno. De esto no queda recuerdo, sin embargo, hay estudios que lo comprueban. Perciben desde el vientre el tono muscular de la madre, las emociones, la forma en que se alimenta, etc. Y al nacer también sienten nuestras emociones, si estamos nerviosos al alzarlos en brazos, si estamos tranquilos o tensionados, etc. Tener esta información puede ser un gran alivio y provocar actitudes preventivas, que favorezcan el desarrollo saludable del infante y de su familia; de igual modo, pueden convertirse en otra presión social, la cual hay que tomar con cuidado para que no se vuelva una exigencia. El autoconocimiento y la aceptación de nosotros mismos nos llevará a una mayor tolerancia de nuestros actos y bajará nuestras propias exigencias, las cuales pueden trabajarse en un espacio psicoterapéutico. En la actualidad, la parentalidad se vive con muchas más exigencias de las que tenían nuestros padres, ahora se nos exige que tengamos una carrera exitosa, dediquemos tiempo de calidad a nuestros hijos, tengamos un cuerpo bonito y una vida social activa para encajar en los estándares de éxito actuales. Para no caer en esta trampa, debemos establecer prioridades, bajar nuestras exigencias, tomar nuestras propias decisiones, que serán las mejores, ya que no hay una forma correcta de hacer las cosas. Solo depende de cómo las afrontemos y decidamos vivirlas. También, fuera de esas exigencias externas, nuestros deseos han cambiado o evolucionado, pudiendo decir que tenemos más aspiraciones que antes, o quizá estas siempre estuvieron ahí, pero ahora contamos con mayores posibilidades para desarrollarlas. Ya no nos conformamos con asumir solamente un rol. Mi madre, por ejemplo, se sentía realizada al dedicarse 100% al hogar y la maternidad. Esto no significa que su elección no haya sido la correcta, pero en mi caso resulta diferente; siento que puedo hacer muchas cosas más y que cada una de mis facetas están vinculadas entre sí y enriquecen unas a las otras, elevando mi autoestima para llevar un estilo de vida con mayor confianza, más positivo y en armonía.

Cometer errores como parte del proceso

Se pueden observar diferentes actitudes de los padres hacia la alimentación de sus hijos que podrían llegar a impactar en su desarrollo evolutivo, como son las restricciones, la insistencia a la hora de comer o utilizar la comida como premio y castigo. Son conductas que deberíamos intentar evitar y centrarnos en reforzar las más positivas, como fomentar la participación de los niños a la hora de las comidas, involucrarlos en la toma de decisiones, guiarlos en la elección de los alimentos y en la educación nutricional, promoviendo las situaciones donde el niño pueda razonar sobre su alimentación y negociar dependiendo de su desarrollo madurativo.

A lo largo de mis años en consulta de nutrición me he encontrado con madres que han llegado a sincerarse, sintiéndose algo culpables por llegar a su casa tarde, cansadas luego de su trabajo, y no querer lidiar con las preferencias alimentarias de sus hijos, buscando disfrutar de una cena en tranquilidad y de las cortas horas que pueden dedicarles, lo cual las llevaba a terminar consintiéndolos y permitiendo que comiesen los alimentos que sus niños pretendían, muchas veces de escaso valor nutricional y con poca variedad. También me he encontrado con madres con una excesiva preocupación por la alimentación de sus hijos, transmitiéndoles ansiedad hacia la comida, muchas veces al forzarlos o insistir demasiado para que ingiriesen determinados alimentos, o también una postura de excesiva restricción frente a otros alimentos que consideran poco saludables.

Otra de las inquietudes que suelen manifestar las madres en consulta es respecto al rol que ejercen los abuelos en la alimentación de sus hijos. Por un lado, las abuelas son quienes siempre prestan su apoyo y consejos, basados en la experiencia, para afrontar los desafíos que conlleva la alimentación de sus hijos. Por otro lado, son quienes suelen expresar su afecto a través de la comida y, con intención de complacerlos, permiten consumir los alimentos que el niño prefiere, los cuales pueden ser poco saludables. Estas actitudes suelen ser motivo de conflicto y en ocasiones llevan a limitar la frecuencia de visitas a los abuelos. A pesar de estas diferencias, que podrían considerarse intergeneracionales, los abuelos suelen respetar las decisiones de los padres en cuanto a la alimentación de los niños.

Por eso es importante tener una postura firme, pero con un diálogo cordial, para que puedan entender que este tipo de comportamiento tiene repercusiones negativas en la salud y conducta alimentaria de los niños. Entendemos que lo hacen como gesto de cariño, pero hay muchas otras formas de demostrarlo, además de la comida. Por ejemplo, compartir tiempo de calidad, escucharlos y acompañarlos, lo cual reforzará el vínculo, brindándoles apoyo emocional, que influirá en su desarrollo, a través de su sabiduría y transmisión de valores.

En la actualidad los padres suelen ser mucho más participativos que antes en la alimentación de sus hijos. Muchas familias se reparten de forma equitativa las actividades, pero esto también suele ser motivo de discusión, al presentar diferentes posturas. Igualmente, sigue habiendo una diferencia en la participación entre padres y madres, ya que las últimas suelen ser las que más se ocupan de las labores domésticas, como la cocina, y los padres participan según el tiempo que pasan en el hogar.

Es verdad que en la actualidad los roles comienzan a ser más equitativos y eso hay que destacarlo, pero siendo precisos, es verdad que las madres son quienes dedican más tiempo a la crianza de sus hijos. En mi entorno más cercano son las madres trabajadoras quienes piden la reducción jornada o excedencia en su trabajo para cuidar de sus hijos. Aunque en España tanto las madres como los padres tienen derecho a solicitar una reducción de jornada por cuidado de menores, aun así, son las madres las que en su mayoría se acogen a este derecho.

Como madre comprendo que, queriendo lo mejor para nuestros hijos, muchas veces podemos llegar a preocuparnos en exceso por su bienestar y no querer cometer ningún error, forzando algunas situaciones que deberían darse con naturalidad. Después del primer año de vida es aconsejable unir al niño a la mesa familiar. Esto significa que, con algunos recaudos, por supuesto, el niño puede consumir los mismos alimentos que el resto de su familia. Un marco físico-afectivo es importante para el buen desarrollo de las habilidades relacionadas con la alimentación y para fomentar la autorregulación del hambre-saciedad.

Los bebés nacen con la capacidad de autorregular el consumo de energía, aun así, las señales internas de regulación del apetito-saciedad pueden verse influenciadas por quienes les brindan su alimento y en qué contexto.

Los beneficios de la lactancia materna van más allá, pues esta ejerce un papel importante en la regulación del mecanismo innato del apetito y la saciedad del recién nacido, en los cuales la leptina y adiponectina (hormonas responsables de la maduración postnatal de la red neuronal del hipotálamo) son elementos clave para los procesos de este complejo sistema. De esta manera, los bebés amamantados tendrán una mejor autorregulación de su ingesta, comparados con aquellos alimentados con leche de fórmula, siendo una circunstancia favorable en el momento de iniciar el consumo de alimentos sólidos durante la etapa de la alimentación complementaria, cuando se deberán seguir fomentando hábitos que respeten sus señales de hambre y saciedad. Sin embargo, hay estudios que afirman que algunas madres al alimentar a sus hijos presentan dificultades para percibir estas señales. El lactante puede manifestar que tiene hambre a través del llanto, sin embargo, no llora solamente por ello, sino también cuando tiene sueño, frío o cualquier otra molestia. A pesar de ello, algunas madres puede que identifiquen esta señal principalmente como apetito y decidan alimentarlo cada vez que lo oigan llorar. Por eso, las madres o cuidadores en general ejercen un papel importante en el desarrollo satisfactorio del mecanismo de apetito-saciedad en la etapa posnatal.

Los primeros meses de vida suelen ser los más desafiantes. Al principio todo es un aprendizaje constante, periodo en el que los padres y el bebé se van conociendo poco a poco. A medida que el entendimiento sea mayor, los padres van a poder detectar con mejor claridad cuáles son las necesidades del bebé, ya que este aún no tiene el lenguaje verbal para explicarlo, generando una cierta sensación de desesperación o angustia en los nuevos padres. No está mal no entender, es algo que se adquiere con el tiempo y es un proceso. Por eso, nunca dejen de consultar todas las inquietudes con su pediatra o informarse acerca de la crianza. Ellos cuentan con las estrategias que nos darán la tranquilidad y confianza para enfrentar estos procesos de una forma más fácil y segura.

Existe evidencia de que las preferencias alimentarias de los niños predicen los patrones alimentarios que tendrán como adultos. Por eso es fundamental entender cómo se desarrollan y cómo van cambiando con el crecimiento, para acompañarlos y propiciar aquellas elecciones más saludables. Los alimentos que consume la madre son determinantes durante el embarazo, primeramente en el útero y después con la leche materna, pues parecen ser fundamentales para la elección del tipo de alimentación que se seguirá en el futuro. Según estudios, los sabores derivados de estos alimentos son transmitidos al líquido amniótico y deglutidos por el feto. Por ello, los alimentos que consuma la madre durante la gestación podrían ser percibidos por el bebé antes del parto, además, estos mismos sabores también podrían ser transmitidos a través de la leche materna, siendo uno de los primeros pasos para descubrir los sabores. Se recomienda una exposición temprana de variedad de sensaciones gustativas, comenzando incluso desde el embarazo y la lactancia, ya que esto puede mejorar la alimentación en el futuro.

Obligar a un niño, presionarlo o premiarlo con determinados alimentos son estrategias que interfieren en la percepción de su propia saciedad y pueden aumentar el riesgo de sobrepeso, problemas en su relación con la comida y hacerles más propensos a una alimentación con escasa variedad. Otra estrategia desaconsejada es ofrecer comida como consuelo emocional, fomentando una incorrecta gestión emocional y una relación disfuncional con la comida durante su vida adulta. Asimismo, no deben adoptarse prácticas restrictivas, como el uso de amenazas, castigos o generar sentimientos de culpa cuando el niño no quiere comer determinados alimentos. Muchos padres me cuentan que ponen límites, sacando objetos preciados a sus hijos. Por ejemplo: «Se portó mal, le saqué el móvil para que aprendiera»; «si no comes, no vas a danza». No es recomendable utilizar este tipo de límites, donde se quita algo valioso para el niño con el fin de obtener un beneficio. Esto puede impactar de manera negativa en el niño y en el vínculo con sus padres. Es importante validar situaciones en donde se observe que el niño está realizando un esfuerzo de voluntad para comer algo que, por ejemplo, no es de su agrado; de esta manera se da pie a momentos de reflexión y comunicación.

Ante dudas o incertidumbres de cómo abordar estos temas existen terapias psicológicas de orientación a padres, que pueden consultar al respecto.

Estos límites impuestos también interfieren en su capacidad de autorregulación hacia la comida, generando un consumo excesivo de alimentos cuando hay un acceso ilimitado a los considerados prohibidos, por ejemplo, en los momentos en los que no hay un control respecto a lo que el niño consume, como cuando está fuera de casa, en cumpleaños o reuniones.

Para los niños no hay mejor ejemplo que ver a sus padres o hermanos mayores disfrutando de los mismos alimentos que ellos, generando curiosidad, intentando imitarlos y también explorar, permitiéndoles con amor, tiempo y paciencia que tengan sus propias preferencias alimentarias. También, es de gran influencia la relación con otros niños de su misma edad, por ejemplo, en jardines de infantes y guarderías, donde comen todos juntos. Muchos de ellos suelen probar alimentos que en sus casas rechazan, por ejemplo, con el consumo de verduras, el cual aumenta si el niño observa que sus compañeros también las comen.

Cuando un bebé comienza con la alimentación complementaria, para saber si realmente tiene una aversión real a determinado alimento necesita probarlo más de diez veces, las cuales deben ser no consecutivas y en diferentes preparaciones, con diferentes métodos de cocción o presentación, sin insistirles demasiado, ya que esto generaría un mayor rechazo. Esta etapa se debe aprovechar, ya que los bebés son más receptivos a los nuevos sabores, a diferencia de los niños mayores. Se puede observar que alrededor de los dos años de edad ejercen una mayor resistencia a probar alimentos nuevos. Aun así, se ha demostrado que las reiteradas exposiciones a un determinado sabor o alimento podrían favorecer la preferencia del niño hacia este.

También consumirán más de aquellos cuyos sabores les resulten más familiares y serán más receptivos a seguir probando nuevos sabores. Como padres tenemos la responsabilidad de asegurarnos la correcta nutrición de nuestros niños, pero debemos ir poco a poco, ya que para ellos estos sabores y sensaciones son totalmente nuevos. Además, los bebés y niños pequeños son mucho más sensibles a los sabores que los adultos, no debemos preocuparnos si no les gustan todas las variedades de verduras o frutas. Mientras incorporen varias de ellas y en las porciones adecuadas es suficiente y con el tiempo, seguramente, les comiencen a gustar un poquito más esas verduras que antes rechazaban.

Es importante respetar los tiempos de cada bebé y conocer acerca de la educación nutricional y emocional para poder ofrecer, con mayores recursos, la nutrición necesaria de forma adecuada a nuestros hijos.

Para fomentar hábitos alimentarios positivos, como comenté anteriormente, dar el ejemplo es una de las mejores estrategias, tanto en la alimentación como en la práctica de actividad física.

Debemos involucrar a los más pequeños a la hora de planear las comidas, con una participación activa a la hora de cocinar, lavando frutas y vegetales, por ejemplo, poniendo la mesa o acompañándonos al supermercado. Realizar comidas en familia también aporta beneficios, no solo en la mejora de los hábitos alimentarios, sino que además favorece una buena comunicación intrafamiliar, por eso es importante programar, al menos, una comida al día donde estén presentes la mayoría de los integrantes de la familia. La hora de comer es un buen momento para establecer reglas como lavarse las manos previamente, no hacer comentarios negativos hacia la comida y ayudar a recoger al terminar. No debemos olvidar que es totalmente normal y esperable que los niños manifiesten miedo a consumir alimentos nuevos y tengan preferencia por un determinado grupo de alimentos, además de otros desafíos relacionados con la hora de comer que forman parte de su desarrollo.

Desarrollo evolutivo emocional y nutricional ¿Qué sucede en cada etapa de nuestra vida?

El desarrollo humano es algo necesario y esperable. Las personas crecen y junto a ellas los cambios corporales y mentales, que van complejizando al ser humano aún más. Todo crecimiento implica un cambio y todo cambio comprende un proceso. El desarrollo implica siempre a lo biológico, psicológico y ambiental.

El desarrollo del niño es un proceso que lleva su tiempo y cada persona tiene un ritmo que es importante respetar. Es fundamental obtener información acerca de las etapas evolutivas de la niñez para conocer lo esperable y lo que obstaculiza para poder actuar, de esta manera, de forma preventiva ante posibles situaciones de riesgo.

Todo profesional que se dedique a la clínica infanto-juvenil debe contar con el conocimiento del desarrollo evolutivo para poder realizar un trabajo completo y adecuado. Muchos profesionales de la salud se dedicaron a describir las etapas del desarrollo psicoevolutivo infanto-juvenil y, dentro de sus diferentes especialidades, cada uno logró desarrollar y explicar el funcionamiento mental, cognitivo, vincular, comportamental y físico de cada etapa de la infancia.

A continuación haremos una breve descripción del desarrollo psicoevolutivo y la alimentación en cada etapa de la vida.

Primera Infancia, pura imaginación

La primera infancia se extiende desde el nacimiento hasta los cinco años de edad, aproximadamente. En esta etapa los intereses de los niños se centran en la imaginación y las fábulas. Es muy esperable que los niños no logren diferenciar bien fantasía de realidad. Esto se debe a que pasan gran tiempo de su día durmiendo, entonces, el estado de vigilia y de sueño aún no están del todo definidos, ya que su desarrollo mental está en plena evolución.

En los primeros años de vida, la alimentación es mayormente líquida e implica una total dependencia alimentaria, en la que el bebé es nutrido por sus padres/cuidadores, ya que sin ellos no podría hacerlo por sí solo.

Etapa oral, momento de exploración

Dentro de la primera infancia se encuentra lo que se definió como la etapa oral del desarrollo evolutivo, que va desde el nacimiento hasta el año y medio de vida, aproximadamente. Este período se caracteriza por la exploración del niño a través de la boca y de la oralidad. Por ello es un momento del desarrollo en el que «se llevan todo a la boca», porque su modo de conocer el mundo es a través de ese órgano. Es una etapa de pura exploración, en donde es difícil el cuidado higiénico por su modalidad exploratoria, ya que aún no sabe el bebé de hábitos higiénicos; sin embargo, estos cuidados no son imposibles.

A medida que el bebé y su madre se sientan listos, se irá produciendo el destete, para pasar a nutrirse de alimentos más sólidos. El destete es un acontecimiento que forma parte del proceso vital de todo infante. En él intervienen procesos psíquicos y cognitivos que dejan una huella importante en el desarrollo de la alimentación, siendo una de las primeras pérdidas que experimenta el bebé. En este caso es una pérdida para conseguir un logro en su crecimiento, tanto físico como mental, para dar continuidad a su desarrollo evolutivo. Esta separación es esperable y necesaria. Se pierde dependencia para ganar autonomía. Por ello el destete debe producirse respetando los tiempos del bebé y de la madre, siempre enfocados en el bienestar de ambos. Es importante remarcar que es fundamental que la madre logre responder a las necesidades tanto físicas como emocionales del bebé, siendo esperable que, a consecuencia de esto, se dejen de lado sus propias necesidades, al menos durante la primera fase, y sea difícil conseguir un equilibrio, pero no imposible. De dichas necesidades se podrá volver a ocupar la madre cuando se sienta preparada y lista, pues el destete es un acontecimiento para ambos.

A partir de esta fase y con el correr de los meses, el bebé comienza a incorporar otros tipos de alimentos, más sólidos. Con su logro motor es capaz de manipular la comida y poder alimentarse con algo de autonomía, iniciando su camino hacia la independencia, siempre bajo la mirada de sus cuidadores para garantizar su seguridad.

Etapa de la latencia, nuevos aprendizajes

A los cinco/seis años de vida se puede considerar la entrada a la etapa de la latencia, que continúa hasta los doce años, aproximadamente. Corresponde a los tiempos de los inicios de la escolaridad primaria, en donde el enfoque estará puesto en el aprendizaje. En estos años los niños comienzan a conocer a otros pares, a ir a cumpleaños, a casa de otros amigos/compañeros. Es un tiempo en el que la alimentación sigue transformándose y aparecen otros alimentos de otros hogares, otras costumbres que el niño incorpora y descubre. Es así como el acto alimenticio no solo se reduce a comer, sino que, además, incluye la socialización, la cual va a establecer las bases para el desarrollo social posterior.

Por un lado existen las relaciones que vamos formando a nivel social y, al mismo tiempo, nos vinculamos de una manera particular con la comida. A través de las primeras figuras adultas vamos formando de a poco un vínculo con la alimentación, el cual va cambiando constantemente y se construye a través de nuestro entorno, que actúa como vehículo.

Etapa de la pubertad, cambios necesarios

El período de la pubertad comienza con la finalización de la latencia, a los doce/trece años, aproximadamente. Se caracteriza por los cambios a nivel corporal propios del crecimiento evolutivo. En estos años, el infante está más maduro, tanto física como mental y cognitivamente, con lo cual es más consciente y presta más atención a lo que come, a lo que le gusta y a lo que no. Durante esta etapa, muchas veces se tornan más selectivos o restrictivos con la comida, manifestando su oposición a consumir determinados alimentos. Esto puede tener que ver con su estado evolutivo en ciertos casos que, ingresando en la adolescencia, comienzan con conductas más confrontativas. Hay que tener en cuenta que los cambios corporales y mentales que está atravesando el niño no le son nada fácil de transitar, con lo cual pueden aparecer emociones de gran intensidad. Ven cambios en sus cuerpos y también en relación a la sexualidad (menstruación en niñas y poluciones o sueños húmedos en niños), que son hechos que generan muchas sensaciones. Además, hay que tener en cuenta que a nivel biológico estos cambios fisiológicos se explican con modificaciones hormonales que impactan directamente en el estado anímico.

En relación a la alimentación, en estos momentos es donde comienza la negociación con los niños por la comida. Los límites impuestos hasta ahora ya no son suficientes y pueden llegar a quedarse «chicos». Los niños van creciendo y los límites también tienen que ser adecuados a su edad y maduración cognitiva. Por eso y ante las rebeldías con la comida, la mejor opción es una buena comunicación con sus hijos, junto con momentos de reflexión y negociación.

Etapa de la adolescencia, desafíos y confrontaciones

El período adolescente, que abarca desde los catorce a los dieciocho años, aproximadamente, se considera como una etapa en la que cobra mayor importancia el grupo social y se caracteriza por conductas de rebeldía, desafío y confrontación hacia sus padres/adultos.

En relación a la nutrición, los adolescentes son aún más conscientes de la alimentación. Hay demasiada información disponible y de acceso inmediato en las redes sociales e internet, que es el ámbito de mayor interrelación y utilidad en estas edades en los tiempos que corren. El adolescente está más maduro para poder ir eligiendo de a poco lo que come y respecto al tipo de alimentación que desea llevar. Me han llegado muchas consultas psicológicas de padres de adolescentes en Argentina porque sus hijos decidían optar por una alimentación vegetariana o vegana. En algunos casos había una preocupación en los padres sobre esta elección, argumentando que aún sus hijos seguían en período de desarrollo en estas edades; por otro lado, había padres que ya tenían ese estilo de alimentación y no era una preocupación. En todos los casos recomendaba realizar una consulta con un profesional de la nutrición para poder acompañar tanto al adolescente como a la familia en esta decisión. Es aconsejable un trabajo en conjunto, que aborde diferentes especialidades, para acompañar al paciente en su elección, asegurando la nutrición necesaria correspondiente a su edad. Los cambios drásticos de alimentación son temas abordados en las terapias psicológicas; los casos varían de acuerdo a ideologías respecto a los animales, por cuestiones de salud o por el disgusto hacia las carnes, entre otras. Cada vez son más las personas que deciden optar por una alimentación libre de productos de origen animal por diferentes motivos (religiosos, ideológicos, éticos o de sostenibilidad) y es importante en estos casos acompañar, entender y reflexionar sobre sus decisiones. Algunos trastornos de la conducta alimentaria comienzan con restricciones de alimentación, principalmente en la adolescencia, por tal motivo es de vital importancia su detección temprana y abordar cada caso en particular con su singularidad y precaución.

Otra de las problemáticas usuales en esta etapa es el sedentarismo, un factor de riesgo importante para muchos adolescentes que permanecen varias horas sentados en el colegio y también en la casa, donde sus principales actividades de ocio suelen ser frente al ordenador o dispositivos móviles, lo que suele ir acompañado de un consumo de alimentos hipercalóricos y con baja calidad nutricional. Estas conductas van llevando al adolescente a reducir o cesar poco a poco sus actividades recreativas y relaciones sociales, propiciando aún más este tipo de patrones dietéticos y de estilo de vida poco saludables.

Según estadísticas actuales, aproximadamente el 38% de los adolescentes con sobrepeso y obesidad presentan adicción a la comida. Problema crónico que se identifica por la adicción al consumo excesivo de alimentos altos en calorías, azúcares y grasas, el cual puede manifestarse junto a trastornos por atracón.

La práctica regular de actividad física, junto con un estilo de vida activo, se asocia a un mayor bienestar y al mantenimiento de una buena salud mental, reduciendo la incidencia de ansiedad y depresión en aquellas personas activas, mejorando también la autoestima, motivación y autocontrol. En estudios sobre los escolares españoles se ha encontrado que un índice de masa corporal saludable se asocia a un mayor bienestar psicológico.

Llevar a cabo las siguientes estrategias puede ser de gran ayuda para fomentar hábitos saludables en esta etapa:

- Conseguir una alimentación equilibrada, mediante la comunicación con nuestros hijos, para generar así conciencia del impacto en la salud que tienen los malos hábitos de vida.
- En caso de ser necesario, recurrir a profesionales de la salud. Muchas veces los adolescentes necesitan el apoyo de terceras personas debido a la etapa en la que se encuentran y logran expresarse mejor con ellos.
- Implicarlos en las tareas de la cocina (buscar recetas, preparar sus propios platos).
- Si deciden llevar a cabo un tipo de alimentación en particular, por ejemplo, vegetariana o vegana, apoyarlos y acompañarlos en el proceso, recurrir a un nutricionista para que los guíe, explique sus beneficios y los riesgos de no realizarla correctamente.
- No utilizar dispositivos móviles durante las comidas, aprovechar ese momento para mejorar la comunicación intrafamiliar y fomentar un momento de escucha.
- Fomentar la práctica de un ocio saludable, con actividades al aire libre, teatro, música y lectura.
- Realizar deportes y actividades en equipo para conocer gente nueva con sus mismos intereses y fomentar relaciones interpersonales más saludables.
- Limitar el tiempo de uso de dispositivos móviles, videojuegos y ordenadores.

La juventud, nuevas decisiones

En la infancia, los niños son alimentados por lo que les brindan sus padres, en cambio, en la juventud las personas van construyendo sus propias formas de alimentación, ya no impuestas por los padres o cuidadores ni atravesadas por la rebeldía de la adolescencia. Pueden elegir más a conciencia qué prefieren comer y se van informando mejor acerca de los alimentos, así como también de su cuerpo. Este conocimiento les permitirá generar una mayor atención a su salud, a medida que pasa el tiempo y se acercan a la adultez.

La edad adulta ocupa la mayor parte de nuestras vidas. Según algunos autores, abarca desde los dieciocho a los sesenta y cuatro años, denominando «jóvenes» a todos los seres humanos desde los dieciocho a los veinticuatro años y como adultos desde los veinticinco a los sesenta y cuatro años. El estilo de vida y alimentación que llevemos durante esta etapa va a determinar cómo será nuestra calidad de vida en la vejez, además de prevenir numerosas enfermedades.

En la etapa de diecinueve a veinticuatro años se alcanza la madurez en cuanto al crecimiento y desarrollo psicológico, pero aún son considerados inexpertos en el mundo adulto, lo cual es eclipsado por su gran capacidad de adaptación a los cambios y de adquisición de nuevos conocimientos a mayor velocidad. En este periodo se suele vivir más fuera del ámbito familiar, donde habrá un menor control de la calidad y horas de sueño, la actividad física y la dieta. Al ser estudiantes o trabajar, se busca una alimentación que sea fácil de adquirir y preparar, a la cual se suele dedicar un presupuesto muy limitado. También se le resta importancia al acto de comer. Se suele realizar a deshoras, priorizando otras actividades o realizando las mismas de forma simultánea mientras se come, como estudiar o permanecer con el ordenador.

La mayoría de los jóvenes conocen los riesgos para la salud que conlleva una mala alimentación, aun así, son conscientes de que esta les exige un cierto esfuerzo o disciplina que muchas veces no están dispuestos a cumplir.

En mi consulta, los pacientes de esta edad que buscan modificar su alimentación suelen ser minoría, y los que lo hacen suele ser debido a que se sienten cansados, con bajo rendimiento en la universidad/trabajo o para mejorar su composición corporal y, una vez resuelto esto, no suelen continuar con más inquietudes.

La etapa que va desde los veinticinco a los treinta y nueve años se caracteriza por estar repleta de responsabilidades, tanto sociales como económicas, en la que el trabajo y/o la maternidad/paternidad suelen ser la prioridad, dejando poco tiempo para el autocuidado. Asimismo, se comienzan a observar los primeros cambios físicos producto de la edad, como las canas y la pérdida de fuerza y flexibilidad si no se realiza ejercicio suficiente.

En la Unión Europea las mujeres son madres primerizas a edades cada vez más avanzadas. Según el Instituto Nacional de Estadística de España, las de mayor edad se encuentran en los países de España, Italia y Luxemburgo, con una media de treinta y dos años y con un aumento de nacimientos de madres de cuarenta años o más. Muchas mujeres postergan su embarazo hasta pasados los treinta años y aun así tienen partos exitosos, tomando los recaudos y controles médicos necesarios. El creciente aumento de la infertilidad puede verse relacionado principalmente con el aplazamiento voluntario de la maternidad en la mujer, una menor calidad del esperma y factores ambientales y de modo de vida.

Una correcta nutrición puede ser un gran aliado para la concepción, tanto para hombres como mujeres, y también para que el bebé llegue al mundo en un buen estado de salud. Factores modificables del estilo de vida, como dietas desequilibradas en energía y nutrientes, acompañadas de sedentarismo, estrés, consumo excesivo de cafeína, alcohol y el tabaquismo pueden influir de forma negativa.

El peso corporal, principalmente la composición corporal, juega un papel de gran relevancia en la fertilidad de hombres y mujeres. Diversos estudios han confirmado que tanto el bajo peso como el sobrepeso o la obesidad aumentan el riesgo de infertilidad.

Es indispensable tener un aporte adecuado de ácido fólico, B12, vitaminas A, D, C y E, calcio, hierro, zinc, selenio y yodo para evitar problemas en la fertilidad. El ácido fólico juega un rol esencial en la reproducción. Su deficiencia se ha asociado a un mayor riesgo de presentar alteraciones en la ovulación. A su vez, la vitamina B12 es necesaria para el desarrollo y la función de la placenta.

El abuso de alimentos ultraprocesados, incluso de edulcorantes, fomentan la disbiosis intestinal y, como consecuencia, alteran la microbiota vaginal. Una dieta rica en alimentos probióticos y prebióticos sería de gran ayuda para mejorar el microbioma intestinal.

En el caso de las mujeres, existen receptores de vitamina D en el ovario, el útero y la placenta. Esta vitamina resulta esencial para su buen desarrollo y funcionamiento. En la mujer, su deficiencia está relacionada con la resistencia a la insulina, síndrome del ovario poliquístico y miomas uterinos. La vitamina D está asociada con el mantenimiento de la reserva ovárica, pues favorece la síntesis de hormona antimülleriana (HAM). En el caso de los hombres se ha demostrado que un exceso o deficiencia de vitamina D tiene efecto negativo en la cantidad y calidad de los espermatozoides.

Para muchas parejas, el deseo de tener un hijo los lleva a buscar todas las alternativas que estén en sus manos para conseguirlo y una de ellas es lograr una adecuada nutrición, que les facilite el proceso de concepción. Está demostrado que una dieta de estilo mediterráneo puede mejorar la fertilidad, pues tiene un alto consumo de frutas y vegetales, hidratos de carbono complejos y fibra, es rica en vitaminas y minerales y está basada en alimentos frescos y no procesados. Además, presenta un alto aporte de grasas monoinsaturadas y poliinsaturadas, es baja en grasas saturadas y ácidos grasos trans, incluye un consumo de productos lácteos enteros y no desnatados, priorizando la ingesta de proteína de origen vegetal sobre la de origen animal, especialmente de carnes rojas. En la medida de lo posible, sería prudente consumir frutas y vegetales de origen orgánico, ya que los efectos de los pesticidas son variables. Todo esto debería ir acompañado de un estilo de vida activo, ejercicio físico regular y una correcta exposición solar.

Si deseas mejorar tu fertilidad, te aconsejo incluir los siguientes alimentos dentro de una dieta equilibrada:

Alimentos ricos en zinc: levadura de cerveza, huevos, mariscos, semillas de calabaza, avena, maca, ostras, hígado de ternera, harina de sésamo, tahini, semillas de cáñamo peladas, semillas de sésamo, chocolate puro 100%.

Alimentos ricos en antioxidantes: té verde, té matcha, cacao puro, frutos rojos, aceite de oliva, espinacas, pimiento rojo.

Alimentos probióticos: yogur griego, kéfir, kimchi, kombucha, miso.

Alimentos prebióticos: alcachofa, cebolla, espárragos, avena, ajo, puerro y legumbres.

Alimentos ricos en ácidos grasos poliinsaturados: aceite de oliva virgen, huevos, pescados azules con bajo contenido en mercurio (sardinas, boquerones, arenques, etc.).

Se desaconseja el consumo de aquellos pescados grandes y de aguas con mayor grado de contaminación, como pez espada o em-

perador, atún rojo, tiburón y lucio, ya que las consecuencias negati-
vas sobre la salud reproductiva superan a los beneficios potenciales.

Alimentos ricos en omega 3: pescado azul, semillas de lino, frutos secos, aguacate y semillas de chía.

Alimentos ricos en folato: verduras, en especial espárragos, coles de Bruselas; hojas de color verde intenso, como la espinaca, y también judías verdes, brócoli, bimi, alcachofas, remolacha, alubias, lentejas, semillas de girasol, huevo y castañas.

Alimentos ricos en selenio: pescados, nueces de macadamia y Brasil, mostaza, mejillón, pulpo, seitán, trigo Kamut, semillas de girasol, salvado de trigo y huevo.

Por último, entre los cuarenta y los cuarenta y nueve años, es cuando se suelen notar los efectos del estilo de vida llevado hasta esta etapa, el cual tiene una gran repercusión en la aparición de enfermedades crónicas no transmisibles, entre las que se incluyen cánceres, enfermedades cardiovasculares, diabetes y enfermedades pulmonares crónicas. También, los cambios corporales relacionados con el envejecimiento comienzan a ser más notables, como las canas, la caída del cabello y pérdida de tono y firmeza tanto de la piel como del tejido muscular, los cuales, para muchas personas pueden considerarse negativos, ya que se enfrentan al arraigado y poco realista concepto de juventud perpetua por el que tanto se aboga en la actualidad. Además, es en esta etapa cuando buscar nuevas oportunidades laborales no suele ser tarea fácil, al verse desplazados por los trabajadores más jóvenes.

También algunas mujeres se enfrentan a los cambios derivados del climaterio, que hace referencia al periodo de transición desde la etapa reproductiva hasta la no reproductiva. Este periodo se prolonga durante varios años, antes y después de la menopausia.

Menopausia no es sinónimo de vejez

No debe considerarse a la menopausia como una enfermedad o trastorno, ni como el cese de la juventud o de la sexualidad femenina, sino como una etapa natural y esperable en la vida de la mujer. En ella llega a término el ciclo fisiológico de la menstruación y función ovárica, con la pérdida definitiva de dicha capacidad reproductiva. Normalmente se suele presentar entre los cuarenta y cinco y los cincuenta y cinco años. La actitud mental de la mujer al enfrentar estos cambios es fundamental para atravesarlos de la mejor manera. En esta fase de la vida puede aparecer irritabilidad, ansiedad, problemas de sueño, incomodidad en las relaciones sexuales, pérdida de masa muscular y labilidad emocional, que suele atribuirse a los cambios hormonales repentinos, pero estos no suelen ser su única causa. Las hormonas influyen en gran medida, pero las causas de estos síntomas suelen ser multifactoriales.

El cuidado emocional en la menopausia es un factor muchas veces olvidado, a pesar de ser un proceso totalmente natural y que toda mujer vivirá en algún momento de la vida. Llegar a ella puede sentirse como un gran desafío, cargado de cambios no solamente físicos, que llevan a experimentar gran cantidad de emociones, que muchas veces pueden llegar a afectar al estado anímico, posiblemente debido a la disminución de concentración de estrógenos (entre otros), y pueden manifestarse a través de ansiedad, tristeza y cambios repentinos en el estado de ánimo. Aunque estos sentimientos son normales y esperados, igualmente pueden ser desconcertantes si no existe una preparación para enfrentarlos. Es necesario un apoyo y comprensión por parte de su entorno. Además, este momento suele verse acompañado de cambios sociales, como pueden ser hijos en edad adulta que suelen irse de casa, enfrentar la muerte de progenitores o estar más cerca de la jubilación. Es fundamental estar preparada para afrontar mejor los cambios y de manera más positiva, aprovechando esta etapa para el autoconocimiento y, ¿por qué no?, para reinventarse.

Se puede vivir con mayor plenitud si nos cuidamos de forma preventiva y nos preparamos para llegar a ella en las mejores condiciones de salud. Hay mucho por lo que informar aún; si tienes dudas, busca asesoramiento profesional, no esperes a la menopausia para hablar de ella.

Los cambios en el estilo de vida son fundamentales como prevención y también para reducir la sintomatología durante la menopausia. Entre ellos se encuentran:

- La práctica regular de ejercicio físico, junto con una dieta rica en calcio, vitamina D y con mayor aporte de proteínas para reducir el riesgo de osteoporosis y pérdida de masa muscular. Además, mejorar la condición física será útil para sentirse mejor, al elevar la autoestima para así experimentar una menor labilidad emocional.
- Con modificaciones en la dieta se puede reducir el riesgo de infecciones genitourinarias, al consumir alimentos ricos en vitamina C, probióticos, agua y fitoterapia.
- Socializar más favorece el estado de ánimo y mejora la calidad de vida (buscar actividades para conocer gente nueva, como clases de teatro, cocina, grupos de baile, etc.).
- Exponerse al sol de manera adecuada para equilibrar el ritmo circadiano y lograr un mejor descanso. Para conseguir niveles adecuados de vitamina D es necesario exponerse al menos 15 minutos diarios a la luz solar con parte del cuerpo descubierto.

Percepción de la vejez: un cambio de perspectiva

Esta etapa abarca desde los sesenta y cinco años en adelante. La concepción de la vejez ha pasado por diferentes enfoques a lo largo de la historia. En ciertas culturas es considerada un símbolo de sabiduría y experiencia, como por ejemplo, en algunas culturas orientales, donde mantienen una visión más positiva sobre la ancianidad. En cambio, en nuestra sociedad moderna la concepción de la vejez está lejos de ser positiva, al ser considerada un proceso de declinación, pérdida de funcionalidad y deterioro.

Dentro de la cultura occidental, caracterizada por un narcisismo individualista, la utilización del cuerpo es más visible que nunca, al darse un cierto culto al cuerpo joven, con la belleza y la inmediatez como símbolos de salud, éxito y felicidad. En especial, es la industria la que, a través de la imagen corporal, utiliza un cuerpo joven como señuelo para vender sus productos, de forma que todo aquello que no cumpla con esta condición es rechazado, demostrando que el ser humano se niega a afrontar todo lo relativo a la vejez.

Actualmente estamos atravesando una «transición demográfica», lo que significa que nuestras sociedades están cada vez más envejecidas, principalmente en los países más desarrollados, con gran incidencia en Europa. A pesar de esto se percibe una cierta exclusión hacia las personas mayores y, en algunas ocasiones, es la propia sociedad la que los margina. Un ejemplo es la incorporación de las nuevas tecnologías, las cuales se fueron desarrollando de manera desigual, produciendo una brecha digital. Las personas mayores son quienes menor acceso y uso hacen de las mismas. Esta desigualdad también se aprecia a nivel laboral, a la hora de acceder a un puesto de trabajo, donde, por prejuicios, algunas veces las vacantes son limitadas por edad, causando una discriminación laboral.

El paso del tiempo nos hace cambiar

Los cambios fisiológicos, psicológicos y sociales que se dan en esta etapa condicionan el estado nutricional de las personas mayores. Uno de ellos es la pérdida progresiva del gusto y el olfato, lo cual se considera normal con el avance de los años, provocando una reducción del apetito, modificando así los hábitos alimentarios en general, reduciendo el volumen de las comidas y el número de ingestas, a lo cual se suman diversas alteraciones o enfermedades asociadas a la edad, como problemas de deglución y masticación, trastornos gastrointestinales, pérdida de apetito y problemas metabólicos. Además de la reducción en la sensación de hambre, se produce una saciedad temprana, lo que puede conducir a una pérdida de interés hacia la comida, lo cual acarrea una mala nutrición, repercutiendo en la calidad de vida.

Todo influye a la hora de diseñar un plan nutricional, ya que hay que tener especial atención en las formas de preparación, texturas, volúmenes, número de comidas y alimentos desaconsejados. Por ello es recomendable potenciar las cualidades organolépticas de los alimentos para hacerlos más atractivos y apetitosos. Recordemos que los cambios en la alimentación también intervienen en nuestros estados anímicos y esto se puede ver reflejado en este periodo de la vida.

Las personas mayores tienden a consumir menor cantidad de alimentos con alta densidad calórica, pues su principal fuente de energía suele ser en forma de cereales, frutas y verduras. Por tal motivo es importante realizar un correcto análisis nutricional, teniendo en cuenta todos los aspectos relacionados con la salud y los hábitos alimentarios, para así evitar carencias nutricionales. En la consulta intento recordar a mis pacientes mayores la importancia de consumir todos los grupos de alimentos, pues suelo notar principalmente una reducción en su consumo de proteínas. Por eso los aliento a seleccionar alimentos con proteínas de alto valor biológico, como lácteos, huevos, carnes magras y pescados. Respecto a los hidratos de carbono, recomiendo seleccionar principalmente los complejos, como cereales de grano entero, legumbres, verduras y hortalizas. La ingesta de grasa es fundamental como fuente de energía, de ácidos grasos esenciales y de vitaminas liposolubles. Recomiendo la utilización de aceite de oliva, alimentos ricos en ácidos grasos omega 3, como pescados grasos de agua fría (salmón, caballa y sardinas). También es importante incorporar nueces, semillas de linaza y chía, por su efecto cardioprotector y especial implicación en la función cognitiva.

Además de una correcta alimentación, no debemos olvidar el consumo de agua. Las personas mayores están en permanente riesgo de deshidratación, ya que, al envejecer, el contenido total de agua corporal se reduce debido a una menor masa corporal magra y a un mayor porcentaje de grasa corporal (tejido con bajo contenido de agua). Asimismo, la sensación de sed tiende a disminuir, lo que puede implicar un menor consumo de líquidos. También presentan una disminución de la capacidad para concentrar la orina, llevándolos algunas veces a reducir de forma voluntaria la ingesta de líquidos para evitar problemas de incontinencia urinaria, especialmente por la noche. Es importante una valoración que tenga en cuenta no solamente los aspectos clínicos, sino también los factores psicosociales y funcionales, con un abordaje interdisciplinario que involucre a diversos sectores del sistema de salud. A través de esta visión holística podremos conseguir un mejor entendimiento del adulto mayor para evitar carencias, lograr más independencia y mejorar la calidad de vida.

Adaptarse a los cambios sin miedo

Algo que requiere un poco más de trabajo en consulta es lograr superar el miedo a los cambios. Es habitual que muchas personas mayores se enfrenten a cambios psicológicos y sociales. Uno de ellos es la soledad. A partir de esta etapa de la vida, las pérdidas y duelos son muy comunes. Las pérdidas impactan a nivel corporal y mental, como puede ser con la aparición de diferentes patologías (disminución de la audición, vista, falta de piezas dentales, etc.). También se dan ciertas restricciones en la movilidad o limitaciones con la comida. A ello se unen las pérdidas de seres queridos debido a la viudez y/o la muerte de amigos cercanos por la ley de vida o distanciamiento de familiares.

Sin embargo, cabe aclarar que la cultura occidental tiene una visión de la muerte muy particular y muy diferente a los planteamientos de otras culturas. Estamos acostumbrados a pensar que la muerte es algo que sucede a partir de cierta edad, sin embargo, la vida nos demuestra constantemente que puede aparecer en cualquier momento, independientemente de la edad. ¿Por qué será que seguimos creyendo que es una cuestión etaria? Considero que es un tema que debe estar más presente en todas las etapas de la vida y que se ha de tener en cuenta la maduración psicológica para desarrollar el tema. Las pérdidas no siempre son sinónimo de dolor. Perdemos muchas cosas a lo largo de la vida por procesos de desarrollo esperables. Sin embargo, las pérdidas generan sensación de soledad en casos como viudez y pares en esta etapa. Es importante darle tiempo al duelo sin perder la conexión con otras personas allegadas; en momentos difíciles es fundamental el apoyo de seres queridos que sean empáticos y puedan servir de apoyo o, en caso necesario, de profesionales de la salud mental. Somos seres sociales y los demás son de gran ayuda en momentos como estos.

¿Cómo podemos reinventarnos en este período? Eso depende solo de nosotros y del tiempo que hemos invertido en nuestro bienestar, tanto mental como físico. *Explorar nuestra creatividad puede servir de ayuda en estos momentos; recordemos que es un término que no tiene límites.*

Estas circunstancias también repercuten a la hora de comer. Ahora deben hacerlo en soledad y ocuparse de tareas que antes no realizaban solos, como hacer la comida, realizar la compra y encontrar una motivación para hacerlo. Algo que además requiere trabajo es modificar su dieta o forma de comer; muchos manifiestan que llevan toda su vida comiendo de ese modo o con esos hábitos y les es difícil cambiarlos, o bien debido a las diferentes patologías que enfrentan y que generan modificaciones en su alimentación, y que si bien dichos cambios son importantes para mantener un buen estado de salud, para ellos representan una dificultad, al tener que modificar hábitos alimentarios que tuvieron por tantos años. Está demostrado que la alimentación llevada en las etapas anteriores de nuestra vida es un factor determinante de nuestro estado de salud actual.

Estas modificaciones en la dieta impactan también a nivel emocional y pueden generar sensaciones displacenteras. Hay alimentos de su preferencia que ya no podrán consumir debido a las limitaciones antes mencionadas y son situaciones que hacen tomar una mayor conciencia del paso del tiempo.

A su vez, tienen una concepción diferente de la nutrición y dudan respecto a las nuevas recomendaciones. Por ejemplo, cuando insisto en que consuman huevos para aumentar la ingesta de proteínas, muchos de ellos son reticentes a hacerlo debido a la antigua recomendación que sugería no superar las dos unidades semanales debido a su alto contenido de colesterol, aunque actualmente está demostrado que un consumo diario de huevos dentro de una dieta equilibrada no aumenta los niveles de colesterol y, además, aporta grandes beneficios adicionales. O, por ejemplo, muchos de ellos acostumbran a tomar una copa de vino tinto con las comidas, ya que por mucho tiempo se habló de los beneficios del vino tinto para la salud cardiovascular debido a su contenido en antioxidantes llamados polifenoles, principalmente el resveratrol. Sin embargo, una copa de vino no tiene la concentración necesaria de estos compuestos para disfrutar de sus beneficios y actualmente está demostrado que no compensan los daños que podría producir el alcohol en el cuerpo. Todavía no existe evidencia clara sobre los posibles beneficios de estos compuestos en el vino tinto y en su mayoría han sido potenciados por la industria de bebidas alcohólicas.

El movimiento es vida

La práctica de ejercicio a cualquier edad contribuye a mantener y mejorar el estado físico y mental de las personas, reduciendo los niveles de estrés, mejorando la plasticidad cerebral y la cognición a lo largo de la vida, sobre todo en la vejez.

Algunos de sus beneficios a nivel físico son: menor riesgo de padecer enfermedades cardiovasculares, aumento de la masa muscular, fortalecimiento de los huesos, del corazón y del sistema circulatorio, con reducción del colesterol y del riesgo de enfermedades asociadas al envejecimiento.

La práctica regular de ejercicio es fundamental para mejorar el estado anímico. Durante la misma se percibe una sensación de bienestar producida por la liberación de ciertas sustancias químicas, conocidas como endorfinas, reduciendo la ansiedad, mejorando las relaciones sociales, elevando la autoestima y mejorando la capacidad de independencia. Por fortuna, actualmente contamos con un modelo emergente que plantea actitudes positivas para afrontar la vejez y la importancia que tiene una visión subjetiva para las diferentes formas de envejecer, relacionando un mejor envejecimiento con una mayor actividad física y social.

Estamos en una sociedad donde cada vez somos más longevos, pero menos preparados para afrontar la vejez. El paso de los años es algo inevitable y debe ser acompañado de una evolución personal que nos permita adaptarnos a los cambios que conlleva el envejecimiento. El futuro que nos espera puede ser muy satisfactorio si trabajamos en cultivar todos los aspectos positivos de vivir, centrándonos en las actividades que favorezcan una mejor calidad de vida, como la adopción de un estilo de vida saludable, más activo, con una alimentación equilibrada y una vida social activa.

Para disfrutar de esta etapa es de gran importancia no aferrarnos demasiado al pasado; puede ser muy gratificante un crecimiento a nivel personal, aprendiendo y teniendo nuevos intereses. *Nunca dejes de buscarlos, así encontrarás una motivación para afrontar cada día.* Muchas veces, la edad se utiliza como excusa para no hacer cosas que de verdad nos gustarían hacer o probar; se suele escuchar a algunas personas mayores decir, «ya estoy muy mayor para hacer eso», o «qué van a pensar los demás», siendo tan solo prejuicios impuestos por ellos mismos. Debemos centrarnos en que la edad no es un límite: se ve en personas de edades avanzadas una espíritu de vida que parece no coincidir con su edad biológica. Es, simplemente, una posición mental, los límites están en nuestra propia mente. Es verdad que hay cuestiones de la edad que impactan en el cuerpo, eso no se niega, pero realmente no tienen tanto peso como el que le damos. Nuestra actitud para afrontar el paso de los años es la clave para una vejez satisfactoria.

Una adecuada nutrición es fundamental en todas las etapas de la vida de una persona. Es una necesidad básica y fundamental que permite el adecuado desarrollo físico, cognitivo y mental.

Capítulo 4
Redes sociales, su influencia en la autoestima e imagen corporal

Con la colaboración de la licenciada en Psicología Agostina Piro

Aunque hoy en día parece difícil imaginar un mundo sin redes sociales, son algo relativamente nuevo, pero nos hemos dejado seducir por ellas rápidamente, incorporándolas a nuestra vida del mismo modo, revolucionando la forma en la que nos comunicamos y vinculamos con nuestro entorno.

Principalmente, los jóvenes y adolescentes son quienes se ven más influenciados por estas nuevas tecnologías, impactando en su desarrollo cognitivo, afectivo, social y en la construcción de su identidad. Sumado a los cambios corporales que suceden durante esta etapa y la necesidad de validación de su identidad por parte de su entorno, los sitúan en una posición de mayor vulnerabilidad. Debido a que en esta etapa se encuentran en un proceso de búsqueda y construcción de la misma, un aspecto esencial para un desarrollo satisfactorio, el cual concluirá al conseguir una personalidad sólida y estable, dándoles un sentido de seguridad respecto a quienes son o desean ser.

Sin embargo, el uso abusivo de las redes sociales, algunas veces, puede estar asociado a la depresión, el síndrome de déficit atencional, el insomnio, la disminución de las horas de sueño, un menor rendimiento académico, una insatisfacción con la imagen corporal y a ciertos comportamientos alimentarios patológicos. Su uso puede ser considerado un factor de riesgo, desencadenante de trastornos de la conducta alimentaria, principalmente en adolescentes.

No debemos considerar a las redes sociales como algo totalmente negativo. A través de la experiencia en consultas psicológicas se puede observar que con un correcto manejo se pueden fomentar conductas como el autocontrol y priorizar actividades más saludables que se puedan realizar fuera de ellas. Gracias a la información que nos brindan podemos conocer sitios nuevos donde acudir, conciertos, lugares de ocio o deportes al aire libre. Con su uso adecuado también se ha podido observar que generan efectos positivos en el desarrollo a nivel cognitivo y de coordinación visomotora.

Las redes sociales muestran un mundo muchas veces lejos de la realidad, en el cual se ve la vida de *influencers*, actores famosos o atletas, donde se puede malinterpretar lo que se expone detrás de una foto o video. Solo vemos una parte de su vida, que muchas veces puede no ser real, o no vemos todo lo que hay detrás para conseguir esa imagen. Esto me recuerda a cuando pidieron mi opinión para un famoso periódico y me preguntaron sobre el radical cambio físico de Ryan Gosling para la película *Barbie*. Previamente me habían enviado la rutina de entrenamiento y dieta que él había seguido para que yo la evaluase y luego de su análisis intente hacer énfasis en que el intérprete siempre suele estar en una excelente forma física, la cual es fruto de años de dedicación a cuidar su cuerpo y aspecto físico, que no se trata de una variación tan extrema como en el caso de otros actores que han manifestado estrés, ansiedad y gran dificultad para lograr estos objetivos físicos que les requerían. Como nutricionista destaco que es importante que las figuras públicas revelen la dura preparación que hay detrás para conseguir esos objetivos físicos, que son parte de su trabajo, no solo vanidad. Además, están al cuidado de profesionales que los llevan de la mano para que estos procesos sean lo más saludables dentro de lo posible, con un programa de entrenamiento y nutrición estricto pero equilibrado, adaptado a su objetivo.

Las redes sociales impactan directamente en nuestras emociones. El manejo de las redes sociales e internet es una forma de regular también nuestros estados afectivos. Muchas veces hay contenidos que vemos en las redes que nos generan emociones con mayor intensidad (angustia, ansiedad, enojo, etc.). Poder registrarlas nos permitirá tomar las medidas necesarias de lo que vemos para regular cierta emoción. Los medios sociales muestran contenido de acuerdo con nuestros intereses; muchas veces no podemos elegir qué ver, simplemente aparece la foto, video o *reel* y podemos quedar impactados si es algo que nos afecta emocionalmente, sin necesariamente haberlo buscado. Medir el tiempo que usamos en estas aplicaciones y poner límites nos permitirá regular emociones. Lo mismo sucede con los niños: es fundamental tener registro de qué ven y cuánto tiempo están frente a las pantallas, ya que hay material que puede ser riesgoso para su edad.

La pediatra y psicoanalista Françoise Dolto desarrolla la diferencia entre esquema corporal e imagen del cuerpo. Explica que el esquema corporal es lo mismo para todos los individuos de la especie humana, es decir, existe una coincidencia a nivel general acerca de lo que es un cuerpo. En cambio, la imagen del cuerpo es propia de cada uno, está ligada a la persona y a su historia. Esta imagen es inconsciente y se construye a partir de nuestras experiencias emocionales. Por lo tanto, existen dos modos de percibir nuestro cuerpo, uno es a través de lo que se observa en todas las personas, lo visible y más objetivo, que corresponde a lo que define como esquema corporal. Y otro modo que está influenciado por nuestra subjetividad y personalidad, que sería la imagen del cuerpo.

Nos interesa que puedan tener información acerca de estos dos conceptos, porque actúan en nuestra vida cotidiana y en los cuales podemos sentirnos afectados. Tiene que ver con la prevención en salud poder obtener datos acerca de este enfoque para enriquecer nuestro conocimiento personal.

Las comparaciones ¿qué vienen a decirnos?

Todos queremos lucir y sentirnos bien, pero muchas veces el objetivo se aborda de manera incorrecta, priorizando la estética sobre la salud. La influencia de las redes sociales ejerce un papel notable en esto, al mostrarnos de forma repetida cuerpos trabajados, con bajísimos porcentajes de grasa, haciéndolo parecer fácil, bajo el lema «*si yo puedo, tú puedes*», restándole importancia a la diversidad interpersonal y a la historia previa de cada persona (*que a ellos les haya funcionado no significa que sea viable para todo el mundo*). Muchos de ellos promulgando un estilo de vida saludable, pero que en ocasiones no lo es, siendo restrictivo, y que para poder conseguir su objetivo estético es necesario aislarse o alejarse de los que no llevan las mismas costumbres. Además, con un consumo de alimentos considerados *fit*, a base de proteínas, sin azúcares, pero que no dejan de ser ultraprocesados, cargados de edulcorantes artificiales y otros aditivos que intentan emular los sabores dulces que tanto gustan, sometidos a un consumo continuo de los mismos, incorporándolos a todas horas, como «snacks saludables», en desayunos o postres, acostumbrando de este modo a su cuerpo a consumirlos de forma constante, encontrándose lejos de una dieta equilibrada.

Por eso es importante comprender que las redes sociales suelen fomentar una comparación constante con los demás y que a través de ellas no vemos lo que esconden detrás ni tampoco conocemos los antecedentes de las personas que admiramos, los años que llevan entrenando, las horas diarias que le dedican, si han tenido lesiones, su peso en la infancia, trastornos de la conducta alimentaria y muchos otros factores que hacen inútil la comparación, ya que todos somos diferentes y tenemos una historia previa que nos hace únicos.

Desde un punto de vista psicológico, las comparaciones tienen que ver con la autoestima y las inseguridades. Cuanto más seguros nos sentimos de nosotros mismos, menos inseguridades experimentamos. Compararnos con otras personas o cuerpos, la mayoría de las veces tiene una connotación negativa y nos remarca una falta. Si lo usáramos para poder mostrarnos algo positivo, no sería un conflicto. El mismo surge cuando sentimos emociones displacenteras. Ahí intervienen nuestras inseguridades y autoestima.

¿Qué es la autoestima? Este término es definido por el psicoterapeuta Nathaniel Branden como la capacidad de tener confianza en uno mismo, de poder analizar, pensar. Es la experiencia de que podemos llevar una vida significativa y cumplir sus exigencias. Es el sentimiento de ser felices, valorados, respetables y dignos de poder mostrarnos tal cual somos, con nuestras necesidades y carencias.

Las comparaciones, a veces, aparecen sin que las busquemos, lo cual tiene que ver con nuestros pensamientos. Tal vez nos sirva preguntarnos: ¿Para qué nos comparamos con otros?, ¿a qué resultado llegamos con ese comportamiento?, ¿qué buscamos en esa comparación?, ¿las comparaciones que hago son siempre en relación al mismo tema o van cambiando?, ¿qué es una comparación para ti? Estas preguntas servirán como disparador para reflexionar sobre este tema.

Es importante remarcar que la autoestima actúa de manera diferente en cada persona, porque tiene que ver con la singularidad de cada uno. Sin embargo, reflexionar y comprender mejor en cada caso de dónde vienen esas conductas nos llevará a poder hacer algo con eso que nos pasa. Es fundamental recordar que la perfección no existe.

Lo importante es hacer un trabajo interno de autoconocimiento, poder construir herramientas de afrontamiento de emociones y conflictos, aceptarnos más, amigarnos con nosotros mismos y poder tener una actitud más compasiva con nuestra persona.

Un cuerpo bonito es un cuerpo saludable, por eso debemos enfocarnos en nuestra salud y bienestar emocional, modificar nuestra alimentación para sentirnos fuertes, con vitalidad para poder afrontar nuestra vida cotidiana de la mejor manera, desde el autocuidado y no desde la restricción o el castigo. Lo mismo sucede con el ejercicio. Todavía se sigue con la idea de que para lograr un cuerpo fuerte debemos acudir a un gimnasio tradicional, con culto al cuerpo, donde los más admirados son quienes tienen los abdominales más definidos y, si no luces así, te puedes sentir expuesto, hasta a veces vulnerable. Algunas personas que no practican ejercicio y desean comenzar manifiestan sentirse avergonzados al no saber realizar los ejercicios típicos de un gimnasio. Debemos darnos cuenta de que quien nos juzga principalmente somos nosotros mismos. Hay muchas alternativas para conseguir un cuerpo fuerte y saludable: busca actividades que vayan por encima de un objetivo físico, que mejoren tu autoestima, confianza y amor propio, de esta forma desearás ir cada día y, además de un cuerpo fuerte y funcional, obtendrás muchos más beneficios. Son numerosas las investigaciones que avalan los beneficios del ejercicio físico en diferentes ámbitos del bienestar psicológico, independientemente del tipo de ejercicio que se practique, mejorando la salud subjetiva, definida como la postura evaluativa que tienen las personas en relación con su bienestar, tal como lo viven, su percepción de la misma, sintiéndose más motivados, con menor estrés, un mejor estado de ánimo y más estables que aquellas otras que no realizan ejercicio físico, manifestando niveles más bajos de tristeza, fatiga y mayor energía.

Por otro lado, cabe mencionar que el ejercicio físico también influye en nuestras emociones. Está científicamente comprobado que estar activos físicamente, realizando ejercicio de modo saludable, eleva los niveles de endorfinas (también llamadas hormonas de la felicidad), que dan una sensación de bienestar. Y además, el hecho de estar en movimiento proporciona una sensación placentera de estar ocupándonos de nuestra salud, lo cual se aprecia en los niveles de autoconcepto y reducción de la ansiedad, pudiendo concluir que la práctica regular de ejercicio físico genera un claro impacto positivo en el estado anímico de las personas y, por ende, influye también en las emociones. Esto posibilita un camino hacia una mejor calidad de vida, tanto mental como física.

¿Necesidad de reconocimiento externo, ego o inseguridades?

Dentro de las redes sociales, algunas personas sienten la libertad de expresar su opinión sobre el cuerpo de los demás sin reparos, quizá porque consideran que, si exponen su vida en estas plataformas, deben asumir que el resto del mundo pueda opinar sobre ellos. Protegidos detrás de un nombre de usuario y sin tener que prestarle cara o su opinión, muchos expresan comentarios negativos y hasta de odio sin motivo aparente, lo que lleva a que cada vez más personas utilicen filtros o editen sus fotografías para agradar a los demás. Estas situaciones podrían fomentar una progresiva pérdida de confianza por el qué dirán. Los comentarios sobre la apariencia física de los demás, aunque sean bien intencionados, podrían afectar la autoestima de la persona que los recibe. *Habrá muchos comentarios, pero al fin y al cabo somos nosotros quienes le damos valor a lo que se comenta,* no está mal que nos afecte lo que digan los demás y más si se trata de una agresión., teniendo en cuenta que el ser partícipe de una red social no nos autoriza a hablar mal del otro o comentar sobre cuerpos ajenos con connotación negativa.

Los comentarios sobre la apariencia física de los demás, aunque sean de manera bien intencionada, podrían ser perjudiciales para quienes los reciben. Antes de realizar este tipo de comentarios debemos detenernos a pensar: ¿Qué utilidad tiene hacerlo? ¿Tiene algún beneficio este tipo de comentario? Por ejemplo, al decir: «¡Estás más delgada!», intentando hacer un cumplido, pero sin conocer el motivo real por el cual esa persona ha perdido peso. Quizá se encuentra atravesando un mal momento emocional o de salud. O también al realizar el típico comentario de «¿tú has engordado, no?», una apreciación sin utilidad aparente, como si la otra persona no se percatara de su propio cuerpo y necesitase que alguien más se lo dijera. Además, pudiendo despertar una preocupación donde antes no la había. Al ser muy actuales este tipo de comportamientos, sería considerado muy interesante cuestionar los referidos al aspecto físico de las personas, que tal vez sean algo del pasado, provenientes de una sociedad que no estaba al tanto de su repercusión, a diferencia de hoy, cuando nuestra sociedad sí se hace estas preguntas y eso nos lleva a reflexionar más sobre las opiniones ajenas.

También existen las cuentas de comida saludable y cuidado personal, en las que algunas personas muestran su forma de comer y vivir, pero que muchas veces distan de la realidad. Muestran una rutina estricta, pero enmascarada en el autocuidado, practican ejercicio todos los días; sus comidas, además de una excelente presentación, aparentan ser totalmente saludables, evitando o incorporando alimentos que, muchas veces por modas o con escasa justificación científica, consideran saludables o no. Realizan publicaciones de platos que parecen sacados de un restaurante con estrellas Michelin, pero en versión saludable y con un ambiente totalmente controlado, donde parece que no existiese problema aparente, lo cual dista mucho de la realidad. Sin saber si esa foto fue tomada el día anterior, si la persona de verdad lo ha comido o qué ha hecho después y, aunque sepamos que eso que se muestra no es totalmente real, puede impactar igualmente sobre nosotros, haciéndonos pensar que los demás tienen una mejor vida, afectando a nuestra autoestima y fomentando actitudes que rozan la obsesión y el perfeccionismo. Todo esto genera una preocupación respecto a la imagen corporal, insatisfacción con el físico y con la forma de vida en general. Este tipo de comparaciones sociales puede desencadenar consecuencias negativas en aquellas personas con dificultades en cuanto a su aceptación y sentido de pertenencia, afectando de esta manera a su autoestima y salud mental.

Estos denominados *influencers* crean contenido de interés para su público y generan confianza a través de un lenguaje cercano y de amistad, construyendo un vínculo emocional con sus seguidores, los cuales, al sentirse identificados, intentan seguir sus pasos, algo que podría ser positivo si el contenido publicado se basara en un estilo de vida saludable y equilibrado. También, algunos de ellos comparten contenido poco saludable, el cual parece no tener repercusión aparente en su físico y salud, haciendo que sus seguidores comparen sus propios cuerpos con los que se muestran en estas plataformas.

Si sientes que estás realizando un uso inadecuado de las redes sociales o que te generan malestar, angustia o fomentan comportamientos obsesivos y poco saludables, no dudes en hablarlo con tus seres queridos o con un profesional de la salud.

Para lograr un uso más adecuado de las redes sociales, con una perspectiva positiva hacia tu imagen corporal, puedes seguir estas pautas:

- Deja de seguir aquellas cuentas que intentan vender productos a través de su cuerpo, que muestren estándares corporales poco realistas, fomenten dietas restrictivas, comportamientos poco saludables o si el contenido hace que sientas malestar, ansiedad o afecta tu autoestima.
- Elige cuentas que celebren la positividad, la inclusión, la diversidad corporal y promuevan una vida saludable con información objetiva y con mayor rigor científico.
- Evita compararte con los demás, todos somos diferentes.
- Sigue a personas que transmitan positividad, aceptación y fomenten el bienestar psicológico.

- Limita el tiempo que le dedicas al uso de redes sociales y prioriza las relaciones sociales y actividades como quedar con amigos, pasar tiempo con la familia o realizar deporte. Asegúrate de que el tiempo dedicado a las redes sociales no sea superior al dedicado al tiempo fuera de ellas.
- Reflexiona sobre el uso de las redes sociales. Si recurres a ellas constantemente, tómate un momento de introspección, piensa en qué te lleva a hacerlo, qué necesitas en ese momento y si te quita tiempo para realizar otras actividades saludables.
- Acostúmbrate a realizar comentarios sobre aspectos no físicos de ti mismo y de los demás. Evita hablar negativamente sobre tu cuerpo, tanto en las redes como en la vida real.

Capítulo 5
Tu origen, tu identidad

Con la colaboración de la licenciada en Psicología Agostina Piro

Según la Real Academia Española, la identidad se define como el conjunto de rasgos propios de un individuo o de un grupo que los caracterizan frente a los demás. Es la conciencia que una persona o grupo tiene de ser él mismo y distinto a los demás.

La identidad deriva de un término conocido como identificación, muy utilizado en la salud mental. La identidad de una persona se construye a partir de las identificaciones que va teniendo con la gente de su entorno. Según el *Diccionario de psicoanálisis*, la identificación es el proceso psicológico por el cual una persona asimila un aspecto de otro ser humano y lo transforma, construyendo de esta manera su personalidad. La palabra identificación deriva del verbo identificar, por lo tanto, la identidad se construye a partir de ciertas identificaciones que hagamos de las personas (que consideramos significativas en nuestras vidas), identificaciones que iremos adquiriendo y moldeando a nuestra manera, para así formar nuestra personalidad. Es la capacidad de autodefinirse.

Dado que la identidad es un sentido otorgado por el ser humano a su propia experiencia, la identidad no puede ser compartida. Cada persona construye su propia identidad, aunque pueda compartir historias, entornos y experiencias con otros miembros de los grupos a los cuales pertenece. Entonces, existen tantas identidades como seres humanos.

Existe una estrecha relación entre los hábitos alimentarios y la identidad cultural. La comida no es solo una sustancia alimenticia. Está ligada al estilo y modo en que nos alimentamos, pudiendo decir que hasta nos define. También nos habla sobre la educación y la cultura, haciéndonos ver las desigualdades que existen, como la abundancia o escasez, la riqueza y la pobreza de un pueblo. La alimentación, organizada como una cocina, puede utilizarse como un referente de identidad, siendo motivo de orgullo y pertenencia, un modo de expresión cultural que nos permite a través de ella celebrar nuestra propia identidad, donde los sabores, ingredientes y técnicas utilizadas pueden actuar como un poderoso símbolo del patrimonio cultural y en la que cada receta elaborada seguirá impregnada de historias del pasado, dándole un significado a su consumo.

Es cierto que los gustos y preferencias alimentarias de cada persona son un fenómeno íntimamente relacionado con cuestiones sensoriales, pero también son formados culturalmente y controlados socialmente, haciendo que los hábitos gastronómicos se vean influenciados por factores como la clase social, la raza, la religión, la educación, las restricciones y prohibiciones alimenticias características de cada cultura. De este modo podemos afirmar que el gusto es formado social y no individualmente.

Respecto a las conductas de consumo, estas podrían llegar a considerarse una expresión de la clase social a la que se pertenece, sirviendo para identificarse y diferenciarse de otros. Como sabemos, dentro de cada cultura hay alimentos y platos característicos de cada clase social. Su consumo puede utilizarse para demostrar pertenencia a cierto sector de la población o que se ha dejado de pertenecer al mismo. Sirven como ejemplo algunos grupos indígenas de México, que para integrarse en la sociedad cambiaron su comida tradicional por alimentos industrializados. O, por ejemplo, el caviar, que se considera una las delicias más caras del mundo, siendo una rareza, lo que ha hecho aumentar su valor hasta precios desorbitados, pero ¿realmente es tan sabroso como se considera o es porque es un alimento difícil de conseguir, caro y una delicia para la clase alta? Asimismo, hay alimentos considerados un manjar para determinadas culturas, pero que pueden tornarse en desagradables para otras o no ser valorados del mismo modo.

Centrándonos en estas diferencias, en España, hasta la Edad Media, la alimentación de las monarquías estaba basada principalmente en unos pocos alimentos, predominando el consumo de todo tipo de carnes. Este tipo de alimentación traía como consecuencia desequilibrios alimentarios que se manifestaban en forma de obesidad y dolorosos episodios de gota. La gota es un tipo de artritis producida por la acumulación de cristales microscópicos de ácido úrico en las articulaciones. Considerada la enfermedad de los reyes, debido a que esta se relaciona principalmente con hábitos de vida poco saludables, como un alto consumo de carnes rojas y alcohol, en aquella época comer este tipo de alimentos era solo un privilegio de reyes, nobles y ricos. El resto del pueblo tenía costumbres similares, aunque estas dependían de la disponibilidad de alimentos, la cual era mucho más limitada para las clases sociales más bajas. También las consecuencias nutricionales variaban, siendo frecuentes para las clases más inferiores la desnutrición y las enfermedades carenciales. La dieta de las clases bajas y campesinos se basaba esencialmente en cereales, los cuales aportan energía, pero carecen de proteínas, a diferencia de las carnes, alimento que abundaba en las clases altas. Estos grupos tenían un consumo variable de frutas y verduras, que dependía de la zona y de los periodos en los que los campesinos tenían que soportar la falta de pan y frutas por motivos como las inclemencias meteorológicas, dando lugar a enfermedades como el escorbuto, que ocurre cuando hay grave carencia de vitamina C (ácido ascórbico) en la alimentación y que presenta amplias manifestaciones clínicas, como anemia y hemorragias cutáneas. Salvando las distancias, en la actualidad sigue sucediendo algo similar, aunque las diferencias entre las clases sociales son cada vez menores en lo que se refiere a la disponibilidad y el acceso a los diferentes alimentos, debido a que se comercializan más fácilmente, aparecen nuevas tecnologías, se abaratan proporcionalmente los costos de producción, etc. Pero aun así, siguen siendo los de mayor poder adquisitivo los que primero disfrutan de las ventajas de los nuevos avances que se van produciendo, para continuar de forma escalonada hasta llegar a los de menores recursos. En la actualidad, las personas con menos recursos son las que están más expuestas a padecer sobrepeso y obesidad, quedando atrás la situación donde la obesidad era exclusiva de las clases sociales más pudientes, siendo muestra de su opulencia. Considerando el nivel socioeconómico, artículos recientes evidencian que en los países más desarrollados la obesidad está inversamente relacionada con el nivel socioeconómico, principalmente en mujeres, a diferencia de los países en desarrollo, cuyos resultados revelan asociaciones tanto positivas como negativas entre obesidad y nivel socioeconómico. Convivimos con casos de malnutrición o carencias nutricionales en cuanto a calidad de la dieta debido a que los alimentos más consumidos están desprovistos de nutrientes, junto a una sobreingesta energética, producto del consumo excesivo de alimentos ultraprocesados, a base de harinas refinadas, almidones y azúcar, en combinación con grasas poco saludables que desencadenan problemas de salud crónicos, como diabetes y obesidad. En los países desarrollados se puede decir que comer mal es más barato, con el agravante de que estos alimentos aportan sabores más intensos, además de ser una alternativa fácil y rápida, lo que los hace más tentadores. Esto no significa que comer de manera saludable sea más costoso, aunque es verdad que en la actualidad el precio de las frutas y verduras ha aumentado, pero si nos centramos en comprar alimentos de temporada, que suelen venderse a precios más económicos, y organizamos nuestras comidas para un mayor aprovechamiento de las sobras, reduciendo el número de desperdicios, seguramente será más asequible.

Hablar del pasado para entender el presente

Según mi experiencia personal, al llegar a España desde Argentina y querer realizar las mismas recetas que en mi país, me llevé una gran sorpresa, primero, al no encontrar muchos de los alimentos que solía comprar y, segundo, que al cocinar mis platos favoritos, no sabían igual. Este cambio en los sabores podría deberse a la influencia de las diferentes características del suelo, del agua de riego y las distintas semillas utilizadas para el cultivo, así como también a las variedades que hay dentro de un mismo tipo de frutas o verduras, repercutiendo en la composición de los alimentos, notándose en su sabor. También en las diferentes variedades de arroz, y razas de vacuno, que además requieren otros métodos de cocción. Algo similar sucede con algunos productos procesados, pues las marcas presentan un mismo producto como idéntico en distintos países, mostrando el mismo diseño en su empaquetado, pero con diferencias en su composición según cada país, de tal modo que no podría considerarse que tenga las mismas calidades. En la actualidad, la Unión Europea ya estableció una regulación de la calidad en la que se persigue de forma específica este tipo de práctica. Hoy en día, debido a la creciente demanda, hay una mayor posibilidad de conseguir productos y alimentos de importación, ya sea en tienda física u *online*, lo cual nos permite hacer de forma más fácil las recetas tradicionales de cada país y con los mismos productos, como si estuviéramos en casa, acortando un poco las distancias o al menos da esa sensación. Es cierto que algunas personas tienen cierta resistencia a abandonar su forma típica de alimentarse o a incorporar alimentos nuevos cuando salen de su país de origen, mientras otras nunca lo hacen. Esto podría deberse a la estrecha relación que existe entre la alimentación y la identidad. También, cuando llevas un largo tiempo fuera de tu país de origen, te vas acoplando a la forma de alimentación del país que te acoge, ya sea por no encontrar los alimentos que se solían comer, por un mayor coste de estos o por diferencias en su sabor, modificando de este modo la dieta con consecuencias involuntarias, como aumento o pérdida de peso, algunas carencias nutricionales o todo lo contrario, una mejor nutrición debido a un mayor acceso a alimentos frescos y de calidad. Poco a poco, modificando la alimentación cotidiana, incorporando diferentes alimentos o platos típicos, disfrutándolos de un modo similar que, aunque no sea el mismo, conseguiremos vivir nuevas experiencias que nos enriquecerán.

Aun dentro de su país de origen, algunas personas suelen ejercer una evidente resistencia cultural a abandonar el consumo de ciertos alimentos típicos, como en el caso de México, donde el maíz tiene una gran importancia simbólica, de identidad, tradición y nostalgia por las raíces, pero que, debido a la globalización, también convive con innumerables muestras de la integración de nuevos elementos a la cultura. Mucha gente sigue cocinando sus platos típicos para las festividades, pero compra en el supermercado algunos de sus ingredientes ya procesados o consume sus platos en combinación con otros ultraprocesados, como bebidas azucaradas o salsas listas para consumir. Gracias a la globalización también se observan cambios en el hogar. Uno de ellos se debe a que en la actualidad cada vez se le dedica menos tiempo a la cocina, ya sea por falta de tiempo, exceso de actividades o falta de motivación. De este modo se resta tiempo a las labores culinarias tradicionales, las cuales se ven desplazadas por un tipo de comida más estandarizada, fácil de preparar y que requiere un menor tiempo de preparación, lo que podría llevar a una pérdida progresiva o abandono de los platos tradicionales, o a una alteración de los mismos, al modificar algunos de sus ingredientes por comodidad o para adaptar a otros gustos, llevando a una pérdida progresiva de la autenticidad de cada cultura, dejándola en el olvido.

La identidad es construida a través de las personas que nos rodean, de la alimentación de cada cultura y sociedad. Somos seres atravesados por las costumbres por donde transitamos. Sin embargo, en el caso de las migraciones, nuestra identidad se va modificando, aprendiendo de otras culturas, costumbres, características del nuevo entorno y más aún, de la nutrición. Hay características de nuestra personalidad que seguirán intactas, pero hay otras que iremos adquiriendo del nuevo entorno inevitablemente. Es decir, la identidad se encuentra en constante construcción.

Respecto a mi experiencia profesional, al comenzar a ejercer como nutricionista en España tenía claro que no iba a ser tarea fácil; las competencias de los nutricionistas en aquel momento eran diferentes a las de mi país, pero no me esperaba que las diferencias culturales en relación a la comida tuvieran tanta repercusión. Por tal motivo tuve que comprender y adaptarme a esta nueva cultura que me acogía, ya que si no me acoplaba, sería muy difícil ejercer mi labor como nutricionista de forma exitosa. Las principales diferencias que noté fueron las costumbres, como los horarios de las comidas principales. En mi país, entre las 12 y 13 horas se consume la comida/almuerzo, el cual en España se suele consumir entre las 14 y 15 horas, algo muy importante a tener en cuenta a la hora de diagramar un plan nutricional. También las diferencias entre los nombres de frutas y verduras, los métodos de cocción, composición de los alimentos procesados y hasta la legislación alimentaria. Todo esto tan nuevo, que en primera instancia me alarmaba, se convirtió en una experiencia gratificante, que abrió mi mente a aspectos de la nutrición que de otro modo no hubiera conocido y que enriquecieron aún más mi labor profesional, al comprender y vivenciar todas las variables que conlleva la alimentación, que la hacen global y a la vez personal.

Nada como la comida de una madre

La infancia y la familia cumplen un importante rol en la constitución de la cultura alimentaria, la cual se transmite de generación en generación a través de las prácticas culinarias, dejando una impronta de nuestra vida tanto del pasado como del presente, un reflejo de nuestra historia. Una familia atesora los valores sociales, junto a sus costumbres y normas, haciéndolos propios para así transmitirlos a sus descendientes. De este modo se garantiza la transmisión de la herencia cultural, pero también dándole su propia interpretación, lo que se demuestra en las comidas típicas de cada país, donde cada familia tiene su propia receta de una misma preparación, o un ingrediente «secreto» que le da ese toque que la diferencia y la hace aún más propia. Todos seguramente recordamos alguna comida de nuestras abuelas con cierta melancolía o solemos decir que no hay comida como la de mamá, quizá porque nos hace sentir en casa, con ese confort y seguridad de la infancia. Toda familia ha heredado o tiene ese cuadernito de recetas de la abuela que se han transmitido de generación en generación y que, aunque no lo parezca, es parte de la identidad y patrimonio de la familia, convirtiéndose en una forma de honrar nuestra herencia. El amor por la cocina puedo decir que lo heredé de mi madre. No era una persona muy afectuosa, pero para ella esa era su forma de demostrar su amor y dedicación. Cocinar no es una tarea fácil, lleva tiempo, esfuerzo y mucho interés para elegir la receta justa, seleccionar los ingredientes que convergirán para lograr ese plato tan pensado con tan sólo un objetivo, que le guste a alguien más. Por este motivo es por el que a veces nos cuesta tanto rechazar ese plato de comida que nos ofrecen nuestras madres o abuelas, aunque no tengamos tiempo o apetito, porque sabemos todo lo que implica de amor y dedicación. Para mí, cocinar tiene esa intención, la que le dio mi madre y la que yo le daré a mi hija.

Cocinar y comer en familia sirve para crear y atesorar recuerdos, ya que nuestra vida se desenvuelve en torno a ella; para algunas familias las comidas son de los pocos momentos donde todos pueden coincidir, brindando la oportunidad de compartir anécdotas y enseñanzas que fortalecen los vínculos intrafamiliares. La relación familia-cultura es un aspecto fundamental tanto para comprender la familia como para comprender la cultura.

Dentro de una misma familia puede existir una variabilidad cultural, estas denominadas familias multiculturales son cada vez más usuales en nuestra sociedad globalizada, en la que cada integrante aporta sus propias costumbres, tradiciones, sabores e historia, que enriquecen aún más su herencia cultural. Desde mi experiencia como argentina, al formar familia en España y criar a mi hija en un entorno como este, pude apreciar que la crianza en este tipo de hogares puede ser muy enriquecedora y es un gran regalo para quienes la viven. En mi caso utilizo la cocina como un medio para que los integrantes de mi familia puedan conocer más sobre mi cultura y que a través de sus platos típicos o en torno a ellos puedan compartir anécdotas de mi país de origen, se impregnen de ellas y así mantengan vivas mis raíces.

La riqueza gastronómica y su influencia

La cocina tiene su propio lenguaje, universal, humano y sensorial, el cual trasciende las barreras del idioma, que nos permite comunicar nuestro amor, dolor, sueños y experiencias a través de ella, acortando las brechas que existen entre las diferentes culturas. Podemos decir que la *comensalidad* tiene un gran componente social. Para los que nos gusta cocinar la cocina es amor y arte, una forma de expresión que nos sirve para paliar esa necesidad de crear y nos da satisfacción. Me pregunto si a alguien más le sucede que le apetezca cocinar algo y no para comerlo, sino por el simple hecho de prepararlo, compartirlo o propiciar un momento dado.

El origen de las cocinas siempre estuvo ligado a la disponibilidad de alimentos, que muchas veces ha encontrado circunstancias de escasez, motivo que ha llevado a utilizar la creatividad para poder salir de la monotonía de los pocos alimentos que estaban disponibles en ese momento, haciendo surgir muchos de los platos que ahora son la base de cada gastronomía local. Tal es el caso de la cocina española, la cual cuenta con excelentes materias primas, y tiene la influencia de muchas culturas y la creatividad que surgió de los tiempos de hambruna, que llevó a un aprovechamiento de los alimentos. Esta denominada cocina de mercado, producto de la fusión de una cocina tradicional con ingredientes de temporada, creó un nuevo concepto gastronómico basado en tapas, que según algunos autores surgió en los periodos de escasez como una forma de aprovechar las sobras. Las tapas han evolucionado a lo largo de los años, pudiéndose encontrar tapas tradicionales y otras sofisticadas creaciones con ingredientes *gourmet*, las cuales han trascendido las fronteras españolas, llegando a ser populares en muchos países.

En el caso de la cocina peruana, que atraviesa actualmente un gran período de auge, siendo reconocida local e internacionalmente como una de las más sofisticadas y diversas del mundo, se puede afirmar que este reconocimiento no es repentino ni casual, sino que lo fue gracias a la enorme riqueza culinaria que sus habitantes han sabido desarrollar y promover gracias a la continua revitalización y perseverancia de las tradiciones regionales, junto a las dinámicas de sus encuentros y contrastes, que son la base de su actual auge gastronómico. Por otra parte, ha sido de gran ayuda que el Estado, desde centros de investigación académica, o el sector privado hayan impulsado la valoración, difusión y promoción de la cultura tradicional y popular.

A cada territorio y sus distinciones se les ha sumado la influencia de colonizadores y/o inmigrantes, que han contribuido a la diversificación de su gastronomía, haciéndola aún más rica. Un ejemplo de esto es la gastronomía brasileña, que combina perfectamente las aportaciones de las diversas etnias que pueblan este país, revalorizando su cultura y transformándola en un gran atractivo turístico para quienes lo visitan. La gastronomía local es un segmento que posibilita el desarrollo y un gran atractivo turístico, debido a que las principales experiencias turísticas suelen ser culturales y gastronómicas, pues el primer contacto con la cultura suele ser a través de la comida autóctona. Por fortuna, cada vez es mayor la importancia que se le da a las tradiciones locales. Podríamos considerar a la gastronomía como un legado cultural vivo, debido a sus constantes transformaciones y creatividad, que nos sirve para el desarrollo económico local a través de diferentes actividades, con el valor agregado de seguir reforzando y manteniendo nuestra identidad cultural.

Capítulo 6
El *marketing* de la industria alimentaria

Nuevas perspectivas para nuevas necesidades

Gracias a internet, la industria alimentaria ha podido expandir su promoción y publicidad mediante diferentes medios, tales como páginas webs, redes sociales, aplicaciones, videojuegos y plataformas de vídeos en la web. En su mayoría, los alimentos y bebidas publicitados por estos medios suelen ser poco saludables. En la actualidad, comer alimentos tal cual como se presentan en la naturaleza parece ser aburrido y la industria alimentaria se aprovecha de esto, haciendo que la comida nos aporte experiencias diferentes, sabores, olores, texturas y atractivo visual. Las empresas enfatizan en estos factores para vender más y más, diseñando sus productos para cubrir estas nuevas necesidades. Al conocer qué quieren los consumidores y cómo lo quieren, se van adelantando y modifican las características naturales de los productos, añadiendo aditivos alimentarios como colorantes, olores o sabores artificiales, para así lograr venderlos de forma masiva.

Para la industria, estos productos tienen una enorme rentabilidad, ya que el ultraprocesamiento de los mismos alarga muchísimo su vida útil, además, su producción masiva reduce los costes de fabricación, siendo mucho más lucrativa que la producción de alimentos naturales o de bajo procesamiento, los cuales requieren mayores cuidados en el transporte, cámaras frigoríficas, almacenamiento y tienen una caducidad más corta. Es por esto que la industria seguirá invirtiendo en buscar estrategias para hacernos creer que sus productos son saludables o de bajo impacto para la salud, generar dependencia y, con novedades, seguir despertando nuestro interés.

Otro problema de los alimentos ultraprocesados es que pueden crear adicción. Los alimentos naturales tienen un contenido moderado de azúcares o grasas, como por ejemplo, las frutas, que contienen fructosa, o los frutos secos, que contienen grasas saludables. En cambio, en los alimentos ultraprocesados encontramos cantidades inmensas de azúcar refinada y grasas en un mismo producto. Además, se les añade sal, saborizantes artificiales y colorantes que realzan los sabores, los cuales estimulan nuestros sentidos de forma que nuestro cerebro simplemente pierde el control. Asimismo, estos alimentos ultraprocesados e hiperpalatables generan poca saciedad, al tener un menor aporte de proteínas y fibra, con el agravante de su fácil acceso, en su mayoría a precios de venta más bajos, lo que los hace más atractivos.

Podemos definir el grado de procesamiento de los alimentos de la siguiente manera:

Los alimentos sin procesar o mínimamente procesados son aquellos alimentos naturales a los que no se les ha agregado sustancias en su procesamiento, como pueden ser las frutas, verduras, frutos secos crudos, semillas, carnes, pescados y huevos. En conjunto, deben representar la mayor parte de nuestra dieta.

Los alimentos procesados son aquellos alimentos naturales que, dentro de su procesamiento, se les adicionan ingredientes como sal, azúcar y aceites, o se someten a algún tratamiento térmico o métodos de conservación, preparación y/o fermentación no alcohólica para aumentar su vida útil o para modificar o mejorar sus cualidades sensoriales. Entre ellos encontramos los aceites vegetales, verduras enlatadas, verduras congeladas, legumbres en conserva, conservas de pescado, quesos y yogur natural sin agregados.

En cambio, los alimentos ultraprocesados se consideran formulaciones industriales de varios ingredientes. A diferencia de los procesados, además de sal, azúcar y aceites se les añaden sustancias alimentarias que generalmente no hallamos en nuestras cocinas, como saborizantes, edulcorantes, colorantes, emulsionantes y otros aditivos. Entre ellos encontramos la bollería industrial, los *snacks*, las comidas listas para consumir, los refrescos y las bebidas energéticas, las carnes procesadas, como salchichas y fiambres, aderezos, salsas listas para consumir y postres lácteos azucarados. Son productos que no deberían formar parte de nuestra alimentación diaria, pues aportan una densidad energética alta, un escaso valor nutricional y su consumo en exceso puede dañar la salud.

El *marketing* de alimentos utiliza técnicas creativas y en su mayoría basadas en análisis de datos de los usuarios de la web para maximizar su impacto. El principal objetivo de la industria alimentaria será siempre el mismo: VENDER, pero lo que va cambiando con el paso de los años es la estrategia a seguir, ya que actualmente las personas comienzan a ser más conscientes de lo que comen. Los alimentos ultraprocesados son cada vez más criticados y se los relaciona con las enfermedades antes mencionadas, por esto las marcas intentan modificar su discurso, haciendo llegar un mensaje diferente a los consumidores, como el disfrute de las relaciones de pareja y la familia, asociado al consumo de los productos en cuestión. Actualmente se ven publicidades de comidas o cenas en las que se ve a toda la familia reunida alrededor de una mesa, compartiendo sus productos en armonía, como si este consumo fuese la única forma de disfrutar y conciliar en familia. Otro público objetivo son los jóvenes, los cuales, por su estilo de vida, no se preocupan demasiado por lo que comen y buscan algo fácil, rápido de comer y que no les cueste demasiado dinero; también los niños, a quienes, por su corta edad, les atrae más la presentación de los productos que su contenido. He oído a padres preguntar a sus hijos pequeños: «¿De qué sabor quieres el helado?» y a ellos responder: «El de fantasmas o el de lápiz», para hacer referencia a su sabor favorito. Por eso la industria utiliza envases novedosos, con colores e imágenes atractivas para los más pequeños, con los personajes de animación favoritos en la parte frontal de las etiquetas y las publicidades con canciones pegadizas, asociadas a la diversión y a elementos fantásticos, que podrían llegar a considerarse poco éticos o engañosos, al generar expectativas, digamos, inalcanzables para los niños. Estas son algunas de las estrategias para captar su atención, pero por si esto no fuera suficiente, en la parte frontal también figuran frases como «rico en vitaminas», «fuente natural de calcio», etc., palabras que sirven de anzuelo para aquellos padres que buscan alimentos lo más saludables posible, que gusten a sus niños y con un precio asequible, aunque esto, por fortuna, comienza a ser regulado en Europa para evitar promover y fomentar el consumo de alimentos con exceso de azúcares, grasas y calorías.

Actualmente, la industria alimentaria también aprovecha este *boom* de la salud, lanzando productos aparentemente saludables, enfatizando en algunos de sus ingredientes como altos en fibra o ricos en vitaminas y restándole importancia a otros ingredientes en su contenido, como alto en azúcares refinados o edulcorantes, que pueden ser nocivos para la salud. O, en su defecto, por el solo hecho de no contener un ingrediente considerado dañino (por ejemplo, el aceite de palma). Así se jactan de ser saludables o eso quieren destacar, por ejemplo, las conocidas cremas de avellana con chocolate, que no dejan de ser un producto ultraprocesado, alto en azúcares y grasas.

Las cadenas de comida rápida también aprovechan el creciente interés de los jóvenes por el consumo de productos libres de carne animal, lanzando las versiones vegetales de sus productos más demandados, como hamburguesas, *pizzas* o *nuggets* vegetales, ofreciendo el mismo concepto de comida rápida, hipercalórica y ultraprocesada, que no dejan de ser preparaciones industriales a partir de harinas, azúcares, aceites refinados y aditivos.

Entonces, ¿cómo hacemos para no caer en este engaño y saber si lo que compramos es realmente saludable? Primero y principal, debemos basar nuestra dieta en alimentos naturales sin procesamiento o con el mínimo, como frutas, verduras, legumbres, carnes magras, pescados, huevos, aceite de oliva, frutos secos y semillas; luego, darle a los productos ultraprocesados el lugar que se merecen y consumirlos de forma más esporádica, no como fuente de nutrición para nuestro cuerpo, sino como un postre, algo que comemos porque nos apetece, nos gusta o da placer. En vez de tomar galletas ultraprocesadas sin azúcar todos los días, porque «aparentemente son saludables», será mejor disfrutar de una galleta clásica que nos guste, una o dos veces por semana, en una porción razonable.

Contamos con la ventaja de que la industria alimentaria está regulada por autoridades competentes, encargadas de la seguridad alimentaria, las cuales exigen que en el etiquetado de los productos figuren todos sus ingredientes. De este modo podremos darnos cuenta de si realmente el producto en cuestión es saludable, a pesar de lo que diga su publicidad.

Para elegir los productos más adecuados basta con leer los ingredientes en el etiquetado. Así podremos evaluar nosotros mismos su composición, ya que los ingredientes aparecen por orden, según la cantidad que contenga el producto (de mayor a menor contenido). Por ejemplo, en el pan integral envasado, el primer ingrediente de la lista debe ser harina integral 100% y, a continuación, el resto de los ingredientes, como levadura y sal, por orden según su peso.

El número de ingredientes debe ser reducido y de productos naturales, todos los nombres deben resultarnos familiares y debemos evitar los que contienen una larga lista de aditivos, como colorantes, conservantes y edulcorantes, los cuales suelen describirse con letras y números. En Europa se identifican con la letra E, seguido de tres o cuatro números. Sabiendo esto podemos elegir los más naturales y así poder decidir nosotros mismos lo que consumimos, sin engaños.

Pero si aún continúas con el dilema de cuáles consumir, mi recomendación es optar por productos lo menos industrializados posible, como panes artesanos o bizcochos de tu panadería local y de confianza, o hechos en casa por ti mismo. De esta forma te aseguras de que estén hechos con productos de mayor calidad y sin aditivos, pero no debes olvidar basar tu alimentación en productos naturales y que estos productos antes mencionados se deben consumir con moderación. Si optas por incorporarlos en tu dieta, que sean de la mejor calidad posible. Y lo más importante de todo, disfrútalos sin culpa, de este modo te sentirás a gusto y evitarás las connotaciones negativas que hacen que estos alimentos se deseen aún más, al considerarse prohibidos. Además, si los elaboras tú mismo pierden esa impulsividad de consumirlos por el solo hecho de estar a la mano y tener un fácil acceso a ellos, sumándose el valor agregado de una posible actividad en familia, crear recuerdos, tener un detalle con un ser querido y, ¿por qué no?, como un gesto de amor propio cuidando de ti.

Capítulo 7
Esto no termina aquí

Importancia de la psicoprevención

Según la OMS, uno de los instrumentos para la promoción y prevención de la salud es la educación especializada, que implica la transmisión de la información relativa a la salud y el conocimiento de los factores de riesgo. Creemos que de esto trata el trabajo para el bienestar en general, brindar información correspondiente al área en la cual nos desempeñemos y tener la responsabilidad como profesionales del trabajo en equipo y en conjunto, tanto con otras especialidades como con el paciente. Somos seres atravesados por muchos factores (sociales, psicológicos, contextuales, culturales, biológicos), por lo cual es de gran importancia el abordaje en conjunto e interdisciplinario de profesiones como la nutrición y la salud mental en los casos en que se considere necesario. El trabajo con diferentes especialidades enriquece y se considera más completo, siempre y cuando sea aplicado de una manera adecuada. Sin embargo, el papel fundamental en un tratamiento de la especialidad que sea lo cumple el paciente con su intención, voluntad y predisposición, que serán esenciales para el resultado buscado. Ambas partes son necesarias para un tratamiento, el del profesional y el de cada paciente.

Es importante poder aprender a escuchar más a nuestro cuerpo y mente para lograr llegar a un mayor conocimiento de nosotros mismos y de esta manera aplicar recursos que sean eficaces. Esto nos servirá para evitar conductas alimentarias y emocionales que puedan generar molestias o daños a nuestra salud. Es por ello que trabajar en la prevención de la salud puede llegar a evitar el desarrollo de trastornos de alimentación, de la salud mental o bien, complicaciones en la salud en general. No es necesario esperar a que el problema aparezca, podemos aprender de nosotros mismos a través del autoconocimiento para prevenirlo.

La salud mental es parte integral de la salud, tanto es así que no hay salud sin salud mental.[2]

La alimentación se encuentra en constante cambio y movimiento, de acuerdo a modelos de la actualidad. Es indispensable contar con el conocimiento de la educación nutricional y emocional para encontrar el equilibrio en nuestro cuerpo.

Una buena salud está en aceptarnos, prevenir riesgos y aprender acerca de nuestro cuerpo y emociones. No todas las personas somos iguales, es importante escucharnos y de esta manera entender qué necesitamos.

---

[2]   OMS

La prevención como camino

Nuestra salud debe ser lo más importante, nuestra prioridad, no una obligación ni un esfuerzo. Debemos considerar la salud física y emocional como uno de los privilegios más importantes que podamos tener. *Cuando nos falta uno de estos, el resto de nuestros problemas pierden importancia.* Una alimentación saludable es fundamental para lograrla, por eso debemos enfocarnos en cuidarla de forma preventiva, considerándola una inversión a largo plazo, la cual nos será devuelta con años y calidad de vida. Es importante tomarnos un momento, detenernos y centrarnos en nosotros mismos, bajar las exigencias. Muchas veces nos ponemos metas que son impuestas por la sociedad o nuestra propia familia, las cuales nos impiden avanzar en las que realmente nos gustan y nos dan satisfacción, siendo necesario cambiar la mentalidad de todo o nada, tanto en la dieta como en el ejercicio físico, ya que algunas veces preferimos abandonar nuestros propósitos sin siquiera intentarlo por miedo al fracaso, y así no tener que enfrentar la incomodidad de la incertidumbre. Muchas cosas quedarán siempre fuera de nuestro control y la incertidumbre es algo inevitable, la clave radica en aprender a sobrellevarla sin que nos genere estados de ansiedad y preocupación constantes, que nos quitan el sueño y solo llevan a un progresivo desgaste emocional, restándonos energía y evitando que avancemos en nuestras metas. Debemos conseguir una mentalidad más flexible y a largo plazo, donde cada paso cuenta, aceptarnos y querernos más. Si nos lo proponemos lograremos nuestros objetivos, los cuales deben ser realistas y escuchando nuestras propias necesidades.

En definitiva, se trata de pensar de qué manera queremos llegar a las próximas etapas de nuestras vidas y con qué estilo de vida. Una alimentación saludable, un mayor conocimiento de nuestra inteligencia emocional y un ejercicio adecuado a lo que necesitemos nos permitirá llegar a los próximos años más activos, fuertes y saludables. Y parte de esto se consigue a través del autocuidado, con cierta disciplina y constancia, dedicando tiempo a nosotros mismos, aunque en la actualidad esto parece difícil, haciéndonos pensar en qué momento nos quedamos sin tiempo, siendo necesario organizarnos y establecer prioridades donde hoy en día parece que no hay tiempo para nada. Considerar la importancia del tiempo de calidad, el cual es necesario para centrarnos y poder reflexionar si compramos o no la comida hecha o a domicilio todos los días, en vez de dedicarle tiempo a hacer la compra, a pensar un plato equilibrado y que además nos guste. ¿En qué ocupamos nuestra mente? Será que le restamos importancia al momento presente, siendo la salida fácil, pero ¿qué tan saludable es? Debemos tener en cuenta que el acto de la alimentación es una experiencia que puede ser diferente cada día, porque está influenciada por nuestras emociones. Por tal motivo debemos estar abiertos a escucharlas. Si no les damos tiempo, no las tratamos de entender para ver cómo actúan en nosotros, nos costará más conectar con ellas y poder comprenderlas mejor para lograr aplicar herramientas para un manejo adecuado de las mismas.

Reflexiones finales

Durante el desarrollo de este libro hemos ido ofreciendo estrategias que intentan facilitar el camino para abordar las problemáticas planteadas; esperamos que les sean de ayuda y que vuelvan a ellas cada vez que lo necesiten.

Ahora, con una perspectiva más amplia, que nos hará ver que la nutrición es algo personal pero con un gran bagaje que nos determina, podemos utilizar estas herramientas para reforzar nuestros hábitos y encontrar un equilibrio saludable, sin dejar de lado las circunstancias en las que vivimos y cómo nos sentimos. Un abordaje global y más sincero para lograr una armonía entre el cuerpo y las emociones. Es difícil tener éxito con un pensamiento rígido de restricción, que considere a la alimentación como un hecho aislado, sin tener en cuenta el florido contexto que subyace en ella. Nuestro principal objetivo será asegurarnos un compromiso de bienestar hacia nosotros y nuestra salud, el cual requerirá cierto esfuerzo para encontrar lo que realmente nos haga sentir mejor. No es un camino fácil, pero no estamos solos, contamos con asesoramiento profesional en las diferentes áreas de la salud para abordar todos estos temas, sin guiarnos por las modas y la constante información que nos bombardea, muchas veces sensacionalista o con posturas demasiado radicales, como verdades absolutas, que suelen ser las que más llaman la atención, pero tienen un solo objetivo: vender. Debemos desarrollar un pensamiento crítico y tomar las estrategias que mejor se adapten a nosotros, así, el camino será mucho más placentero y seremos fieles al objetivo, que es querernos, conocernos y aceptarnos más.

Algunas de estas preguntas surgieron al escribir este libro y nos gustaría compartirlas con ustedes a modo de reflexión. Quizá te sientas identificado/a con alguna de ellas y si al finalizar estas páginas has percibido algún cambio en tu percepción de la salud o has encontrado herramientas para abordar el camino hacia una vida más saludable, estamos agradecidas de haber aportado nuestro granito de arena para mejorar tu salud con un cambio de perspectiva.

¿Por qué los alimentos naturales no nos satisfacen y recurrimos al consumo de ultraprocesados?

¿Cómo podemos conectar más con nuestro cuerpo y emociones?

¿Por qué nos cuesta tanto desconectar la mente?

¿Hay un objetivo más importante que cuidar de nuestra salud?

¿Por qué seguimos buscando el camino fácil, si en el fondo sabemos que no nos llevará al destino correcto?

Notas

Toda la información contenida en este libro se basa en artículos científicos y posturas de autores reconocidos en el área de la salud, las cuales se detallan en la bibliografía para uso de toda aquella persona que desee ampliar los conceptos abordados. Lo desarrollado en estas páginas está articulado con opiniones, reflexiones y experiencias personales. Cabe aclarar que es un libro de divulgación, con lo cual lo expuesto no debe utilizarse como autodiagnóstico, sino como una herramienta de comprensión para abordar el camino hacia una vida más saludable, siendo importante considerar la opción de recurrir a profesionales de la salud en casos que requieran un abordaje más amplio y personalizado de los temas en cuestión.

Bibliografía

Aguirre, P. (2016). *Alimentación humana: el estudio científico de lo obvio.* Salud Colectiva.

Álvarez-Castaño, L., Goez-Rueda, J., & Carreño-Aguirre, C. (2012). *Factores sociales y económicos asociados a la obesidad: los efectos de la inequidad y de la pobreza.* Revista Gerencia y Políticas de Salud.

Álvarez Hernández, J., Gonzalo Montesino, I. & Rodríguez Troyano, J. M. (2011). *Envejecimiento y nutrición.* Nutrición Hospitalaria.

American Psychological Association (2011). *Camino a la resiliencia.*

Arocha Rodulfo, J. (2019). *Sedentarismo, la enfermedad del siglo XXI.* Clínica e Investigación en Arteriosclerosis.

Ayuso Peraza, G. & Castillo León, M. (2017). *Globalización y nostalgia. Cambios en la alimentación de familias yucatecas.* Estudios sociales.

Barcia Briones, M., Pico Macías L., Reyna Murillo J., Vélez Muñoz D. (2019): *Las emociones y su impacto en la alimentación.* Revista Caribeña de Ciencias Sociales.

Betrán, M., Arroyo, P. (2006). *Antropología y nutrición.* Fundación Mexicana para la Salud.

Black, Maureen M. & Creed-Kanashiro, H. (2012). *¿Cómo alimentar a los niños?: La práctica de conductas alimentarias saludables desde la infancia.* Revista Peruana de Medicina Experimental y Salud Pública.

Borobio, D. (1995). *Familia y cultura.* Revista de ciencias y orientación familiar.

Branden, N. (1995). *Los seis pilares de la autoestima.* Barcelona, Paidós.

Bustos-Fernández, L., Hanna-Jairala, I. (2022). *Eje cerebro intestino microbiota. Importancia en la práctica clínica.* Sociedad de Gastroenterología del Perú.

Camacho Palacios, C. (2022) *Nutrientes, Metabolismo y el Eje Microbiota-Intestino-Cerebro. Un Nuevo. Enfoque Integrativo.* Revista MAR Gastroenterología.

Cánepa Koch, G., Hernández Macedo, M., Biffi Isla, V., Zuleta García, M. (2011). *Cocina e identidad: La culinaria peruana como patrimonio cultural inmaterial.* Ministerio de Cultura del Perú.

Casamayou, A. & González, M.J. (2017). *Personas mayores y tecnologías digitales: desafíos de un binomio.* Psicología, Conocimiento y Sociedad.

Colino, S. (2022). *Las frutas y verduras son menos nutritivas que antes. ¿Por qué?* Revista National Geographic España.

Colino, S. (2023) *¿Combates tu estrés con atracones de comida? Así puedes reeducar tu cerebro.* Revista National Geographic España.

Cortés Romero, C., Escobar Noriega, A., Cebada Ruiz, J., Soto Rodríguez, G., Bilbao Reboredo, T., Vélez Pliego, M. (2018). *Estrés y cortisol: implicaciones en la ingesta de alimento.* Revista Cubana de Investigaciones Biomédicas.

Craig, W.J., Mangel, A.R. (2010). *Postura de la Asociación Americana de Dietética: dietas vegetarianas.* Actividad Dietética.

Delgado Olivares, L., Betanzos Cabrera, G., & Sumaya Martínez, M. T. (2010). *Importancia de los antioxidantes dietarios en la disminución del estrés oxidativo.*

Díaz, María Consuelo & Glaves, Alice. (2020*). Relación entre consumo de alimentos procesados, ultraprocesados y riesgo de cáncer: una revisión sistemática.* Revista chilena de nutrición.

Díaz Yubero, I. (1999). La evolución de la alimentación y la gastronomía en España. Real Academia de Gastronomía.

Dolto, F. (2005). *La imagen inconsciente del cuerpo.* Paidós.

Domínguez-Ardila A., García-Manrique J.G. (2014). *Valoración geriátrica integral. Atención Familiar.*

Dr. Arab, E., Ps. Díaz, A. (2015). *Impacto de las redes sociales e internet en la adolescencia: Aspectos positivos y negativos.*

Dra. Fernández-Vegue, M. (2018). *Recomendaciones de la Asociación Española de Pediatría sobre la alimentación complementaria.* Comité de Lactancia Materna y Comité de Nutrición de la Asociación Española de Pediatría.

Dra. Andrea Contreras, S. (2013). *Sueño a lo largo de la vida y sus implicancias en salud.* Departamento de Neurología, Centro de Sueño. Revista médica Clínica Las Condes.

Dra. Montaña Cámara Hurtado; Dra. M.ª de Cortes Sánchez Mata; Dra. M.ª Esperanza Torija Isasa. (2020). *Frutas y verduras, fuentes de salud.* Departamento de Nutrición y Bromatología II. Bromatología. Facultad de Farmacia. Universidad Complutense de Madrid.

Dra. Janjetic, M., Lic. Oliva, M.L., Lic. Del Campo Leyba, S., Lic. Fornaresio, V., Lic. Gerez, V., Lic. Guevara, P., Dra. Torresani, M. (2022). *Ayuno intermitente: impacto en el descenso de peso y la salud cardiometabólica.* Diaeta.

Escobar, C., González Guerra, E., Velasco-Ramos, M., Salgado-Delgado, R., Ángeles-Castellano, M. (2013). *La mala calidad de sueño es factor promotor de obesidad.* Revista Mexicana de Trastornos Alimentarios.

Fischler, C. (2010). *Gastro-nomía y gastro-anomía. Sabiduría del cuerpo y crisis biocultural de la alimentación moderna.* Gazeta de Antropología.

Freud, S. (1905). *Tres ensayos de teoría sexual.* Obras completas. Tomo VII. Amorrortu Editores.

Galgani, J.E. (2018*). ¿Necesitamos nuevos alimentos saludables? Revista Chilena de Nutrición.*

Giménez Yeste, J.M. (2011). *La gastronomía europea en la baja Edad Media: las crisis alimentarias.* Revista de Claseshistoria.

Gómez, P., Tamburini, C., Rodríguez García, V., Chamorro, V., Carmuega, E. (2021). *Estrategias de marketing en sitios web de marcas de alimentos y bebidas consumidos por niños, niñas y adolescentes en la Argentina.*

González Hidalgo, C., Atalah Samur, E. (2011). *Regulación de la publicidad televisiva de alimentos para prevenir la obesidad infantil.* Archivos latinoamericanos de nutrición.

González Rodríguez, L., López Sobaler, A., Perea Sánchez, J & Ortega, R. (2018). *Nutrición y fertilidad.* Nutrición Hospitalaria.

Guevara Valtier, M., Ruiz-González, K., Pacheco-Pérez, L., Santos Flores, J., González de la Cruz, P. & Sánchez García, A. (2020). *Adicción a la comida y estado nutricional en adolescentes de una preparatoria pública en México.* Enfermería Global.

Hernández Ruiz de Eguilaz, M., Martínez de Morentin Aldabe, B., Almiron-Roig, E., Pérez-Diez, S., San Cristóbal Blanco, R., Navas-Carretero, S., Martínez, J. (2018). *Influencia multisensorial sobre la conducta alimentaria: ingesta hedónica.* Endocrinología, Diabetes y Nutrición.

Hernando-Requejo, O., Hernando-Requejo, V., Requejo Marcos, A. *Impacto de la alimentación en la lucha contra el insomnio.* Nutrición Hospitalaria.

Ibáñez Benages, E., (2009). *Nutrientes y función cognitiva.* Nutrición Hospitalaria.

Ibarrola, B. (2014). *La crianza como base de la salud mental. Resumen de la conferencia: la educación emocional en la etapa 0-3.*

Instituto Nacional de Estadística (2021). *Demografía de Europa.*

King University (2019). *El vínculo entre las redes sociales y la imagen corporal.*

Klein, M. (1936). *El destete.* En *Amor, culpa y reparación y otros trabajos.* Paidós.

Lamas-Mendoza, M. D., Fernandez-Alonso, J., Ballesteros-Peña, S. & Gravina, L. (2023). *Factores relacionados con la calidad de sueño de los técnicos en emergencias sanitarias y sus hábitos de sueño durante la pandemia de COVID-19.* Revista española de salud pública.

Laplanche, J. y Pontalis, J. (1996). *Diccionario de psicoanálisis.* Paidós, Argentina.

Limón, M.R., Ortega, M. (2011). *Envejecimiento activo y mejora de la calidad de vida en adultos mayores.* Revista de Psicología y Educación.

López Nomdedeu, C. (2020). *Aspectos alimentarios y nutricionales de promoción de la salud de los jóvenes.* Instituto Nacional de Gestión Sanitaria.

Lucciarini, F., Losada, A. V. & Moscardi, R. (2021). *Anorexia y uso de redes sociales en adolescentes.* Avances En Psicología.

Macías Bañuelos, V.J. & Morales-Rivera, E. (2022). *El ayuno intermitente y sus efectos metabólicos en adultos con sobrepeso u obesidad.* Entretextos.

Mansilla, M. (2000). *Etapas del desarrollo humano*. Revista de investigación en psicología.

Martínez-Aguilera, P., Cárdenas-Villarreal, V. & Ramírez-Silva, C. (2018). *Conducta de apetito-saciedad y estado nutricional en lactantes menores de 6 meses de edad*. Ciencia UAT.

Mayo Clinic (2022). *Embarazo después de los 35 años: embarazos saludables, bebés saludables*.

Menéndez, I. (2007). *Alimentación emocional*. Editorial Debolsillo.

Ministerio de Salud de la Nación (2023). *Documento de revisión sobre Alimentación Basada en Plantas, Vegetariana y Vegana*. Argentina.

Molina, P., Gálvez, P., Stecher, M., Vizcarra, M., Coloma, M., Schwingel, A. (2021). *Influencias familiares en las prácticas de alimentación materna a niños preescolares de familias vulnerables de la Región Metropolitana de Chile*. Atención Primaria.

Montil Jiménez, M., Barriopedro Moro, M., Oliván Mallén, J. (2005). *El sedentarismo en la infancia. Los niveles de actividad física en niños/as de la comunidad autónoma de Madrid*. Apuntes Educación física y deportes.

Moscoso Sánchez, D., Sánchez García, R., Martín Rodríguez, M. & Pedrajas Sanz, N. (2015). ¿Qué significa ser activo en una sociedad sedentaria? Paradojas de los estilos de vida y el ocio en la juventud española. EMPIRIA. Revista de Metodología de las Ciencias Sociales.

Nazar, G., Petermann-Rocha, F., Martínez–Sanguinetti, M., Leiva, A., Labraña, A., Ramírez-Alarcón, K., Martorell, M., Ulloa, N., Lasserre-Laso, N, Troncoso-Pantoja, C., Parra-Soto, S., Celis-Morales, C. (2020). *Actitudes y prácticas parentales de alimentación infantil: Una revisión de la literatura*. Revista Chilena Nutrición.

Nelson J. B. (2017). *Comer consciente: El arte de la presencia mientras comes. Espectro de la diabetes*. Una publicación de la Asociación Americana de Diabetes.

Nunes dos Santos, C. (2007). *Somos lo que comemos: identidad cultural y hábitos alimenticios.* Estudios y perspectivas en turismo.

Olson, Eric J. M.D. (2018). *Últimamente estoy teniendo problemas para dormir. ¿Eso aumenta mis probabilidades de enfermarme?* Mayo Clinic.

Organización Mundial de la Salud (OMS).

Organización Panamericana de la Salud (OPS). (2023) *Enfermedades no transmisibles.*

Parra, A. (2002). *La revolución de la agricultura biológica.* Natura Medicatrix: Revista médica para el estudio y difusión de las medicinas alternativas.

Pérez Alcázar, M. (2002). *Menopausia Transición.* Farmacia profesional.

Portal de la Comunidad de Madrid *(2023). Calidad dual. Qué es y cómo afecta a los consumidores.*

Real Academia Española (RAE).

Rico-Rosillo, M. & Vega-Robledo, G. (2018). *Sueño y sistema inmune.* Revista alergia México.

Rizo López A. (2007). *Tercera Edad: Diferentes percepciones y necesidad de relaciones basadas en una nueva Ética Social.* Kairos: Revista de temas sociales.

Rodríguez Romero, D. (2017). *Alimentación y emociones. Una sinergia fundamental para nuestro bienestar.* Proyecto Final del Postgrado en Educación Emocional y Bienestar. Barcelona: Universidad de Barcelona.

Rojas Ramírez, A., García-Méndez, M. (2016). *Construcción de una Escala de Alimentación Emocional.* Revista Iberoamericana de Diagnóstico y Evaluación.

Ruiz, R. D. & Castañeda, M. A. (2016). *Relación entre uso de las nuevas tecnologías y sobrepeso infantil, como problema de salud pública.* RqR Enfermería Comunitaria.

Silva, Jaime R, Livacic-Rojas, P. & Slachevsky C, A. (2006). *Diferencias individuales en dietantes crónicos: Influencia de los sistemas motivacionales en la alimentación.* Revista médica de Chile.

Tapia, María Soledad (2013). *Determinando las preferencias alimentarias en la edad pediátrica: Importancia de la inclusión de frutas y hortalizas.* Archivos Venezolanos de Puericultura y Pediatría.

Toledo, E., López-del Burgo, C., Ruiz-Zambrana, A., Donazar, M., Navarro-Blasco, I., Martínez-González, M. A. & de Irala, J. (2011). *Dietary patterns and difficulty conceiving: a nested case-control study.* Fertility and sterility.

Toledo Cubillos J. E. (2017). *La narración de los estudiantes de cocina: el lenguaje en la construcción de identidad.* Enunciación.

Torres, G., Madrid de Zito Fontán, L. & Santoni, M. E. (2004). *El alimento, la cocina étnica, la gastronomía nacional. Elemento patrimonial y un referente de la identidad cultural.* Scripta Ethnologica.

Torres Jiménez, A. & Torres Rincón, J. (2018). *Climaterio y menopausia.* Revista de la Facultad de Medicina (México).

Torrens, I., Argüelles-Vázquez, R., Lorente-Montalvo, P., Molero-Alfonso, C. & Esteva, M. (2019). *Prevalencia de insomnio y características de la población insomne de una zona básica de salud de Mallorca.* Atención primaria.

Unicef (2023). *Consejos de cuidado personal para progenitores.*

Vivas, M., Gallego, D. y González, B. (2007). *Educar las emociones.* Producciones Editoriales C. A.

Sobre la autora

Laura Parada. Licenciada en Nutrición por el Instituto Universitario de Ciencias de la Salud, Fundación H.A. Barceló de Buenos Aires, Argentina. Trabaja como nutricionista desde el 2014 en el abordaje integral de la nutrición y salud. Especializada en nutrición deportiva y nutrición, medicina y salud hormonal en la mujer. Lleva todos estos conceptos no sólo a la teoría sino también a la práctica gracias a su titulación de profesional gastronómico (chef profesional) a través de diferentes talleres y charlas. Participa activamente en divulgación en redes sociales, con un abordaje global y más sincero, en búsqueda de un equilibrio entre el cuerpo, las emociones y los múltiples factores que influyen en conseguir una alimentación saludable.

Con la colaboración de **Agostina Piro**:
Licenciada en Psicología por la Universidad del Salvador (USAL), en Buenos Aires, Argentina. Es especialista en Psicología Clínica de Niños, Adolescentes y Familias por el Instituto Universitario del Hospital Italiano (IUHI) y se ha formado en Psicoprofilaxis Quirúrgica por la Asociación Argentina de Psicoterapia para Graduados (AEAPG).

Índice